À Quoi Pensent Les Autistes?

自閉症者たちは何を考えているのか？

著
マルタン・ジュベール
Martin JOUBERT

訳
佐藤 愛
Ai Sato

吉松 覚
Satoru Yoshimatsu

人文書院

目次

1　交差

「どうして家族のなかで誰かが死ぬとひとは泣くの？」ローランのだしぬけな質問が、またしても私をやり込める。あらゆる文脈の外に突然現れ、その場をそれまで占めていたものと真っ向から対立するこの質問は、一体どこからやって来るのだろう。彼はそれについて何も教えてはくれない。にもかかわらず、答えを待っている。彼は私が、彼にとって明らかに究極の謎である何かについて、その秘密を握っていると推測しているのだ。不意を突かれた私は、何も言うべきことが見つからない。近親者や大切な人を失ったときに強く感じる苦痛は、私にとっては明らかに、声が出ないままでいるしかないような類のものだ。私はようやく、喪の悲しみについての一般的見解を口ごもりながら言えるようになる。彼はいったい何を言いたかったのだろう。

ずっと後になって、彼が祖母を亡くしたことを知った。あれからすでに一年以上が経っていた。死について彼は私に何も告げなかった。だから私はその文脈について知らなかった。しかし同時に、極めて真面目に問われた質問における何かが私を戸惑わせる。彼は何を理解することができなかったのだろう。死それ自体？　喪の苦しみ？　その奇妙な生理学的反応の化学的結果が涙であるということ？　私がもっと知ろうとしても彼は私の質問には答えない。彼は私を問いとともに置き去りにする。

ローランは、彼が抱いているであろう何かが他者のうちにもあるということを、彼が感じている感情においては、認識していないように見える。感情は彼にとって、いかなる意味も持たない。祖母の葬式で、彼は全く泣かなかった。両親を襲う感情のほとばしりについても、理解できなかった。彼はそれを、全く奇妙なことに感じた。このような根本的な無理解が、彼を苦しめる謎の大陸、すなわち見知らぬ土地を形成する。彼はその兆候のようなものを認識してはいるが、その認識が彼を完全な当惑のなかに突き落とす。あたかも彼の両親の胸を締めつけるその苦痛が、他の人間たちを理解することにおける無意味の深淵と、世界の恒常性の破断を暴露したかのように。

ローランが泣けたであろうにそうしなかったことは、情緒的無関心からではないし、憎しみという感情の動きの抑圧に伴いうる、情緒的分離ゆえにでもない。涙を流すよう命じ、その正しさが疑われうる社会的習わしである嘘泣きについて、彼は気にかけない。いや彼が理解できないのは、彼が抱かない感情である。ただそれだけだ。だから逆説的に、心が動かされ、意味が無に吸い込まれているよう見える、彼の発話の詩的美しさに衝撃を受けたのは、私の方なのだ。人間にとって同一化と同じくらい慣れ親しみ、明白で必要な感情の動きであるところの、他者の感情それ自体を認識する能力——つまり、感情を他者たちと共有されたものとして強く感じる能力——に対し、彼が示すその能力のなさに、動揺してしまったのだ。

ローランは十二歳で、「高機能自閉症」と呼ばれる子どもの一人である。医学用語を使えば、「アスペルガー症候群」であると言えるだろう。コミュニケーションを可能にする言語の習得は上手くいっているが、この言語は、同一化なしですます思考の制約に従って発達したものである。同一化の代わりに彼は、生命体のそれぞれの要素を、無機物の世界から得た等価物に還元するという、自閉症に特有の「具体的思考」[1]を導入している。この思考は、私たちのものとはかなり異なる時空間において繰り広げられる。それは居住可能なただ一つの次元に還元された空間であり（彼が事物を三次元で知覚しているにもかかわらず）、可逆的で循環的な、ただ一つの時間性でもある。

すでにローランと私は知り合って数年経っていたが、彼が私に例の質問をしたときには、もはや完全に以前の彼ではなかった。私たちの共同作業が始まった当初、彼は、常同行動と呼ばれるぎくしゃくとしたリズミカルな動きに、多くの時間を費やしていた。それは小さなジャンプや叫び声、オフィスの壁から壁への突然のダッシュであった。彼はまたしばしば、ガラス扉の前でバスが規則的にやって来るのを際限なく待ち構えながら、自己鎮静プロセスのなかに閉じこもっていた。あるいはオフィスの窓のカーテンに恍惚として巻きつきながら、自閉症的な自己感覚沈潜に浸っていた。彼はセッションの大半をそのようにして過ごしていたかもしれない。

今では彼は、私と絆で結ばれた様子を大いに示してくれるようになった。絶え間ない質問への答えを握っているという途方もない力を、彼が私に与えていたとしても。これらの質問は、予想外のものであるばかりか多岐にわたるものである。それは私が推論可能ないかなる連続性にも従っているようには見えないし、絶えず私自身の思考の連続性の意表をつく。質問は、私にとって根本的に未知のものに見える論理に対応しており、関連づけと絶えざる解読を私に強いるものである。

1　M. Joubert, *L'enfant autiste et le psychanalyste, essai sur le contre-transfert dans le traitement des enfants autistes*, PUF, « Le fil rouge », 2009.

同一化の障害

ローランは、私たちが共有しているはずなのに彼から逃れてしまう何かについて、私に尋ねる。そもそも彼の「なぜひとは泣くの？」という問いが、「なぜ私は泣くの？」とは異なるという点に注目してみよう。「なぜ私は泣くの？」は、喪に立ち返らせる問いであり、癒しがたい喪失の感情として、ある親密な存在の残酷な欠如として、彼自身を苛む。これらすべては彼にとって現実的な意味、あるいは一貫性を持たない。そして彼が「私」の代わりに、「ひと」を用いることは、起きていることに関する当事者として、自分自身を把握することの難しさを証言している。彼が用いる「ひと」は、彼を、彼にとって未知のこうした感情を抱く人々の共同体に結びつける。そうすることでおそらく彼は、彼においてのみならず他者においても、感情を先取りし制御することができるのだろう。ただし彼の問いが示しているように、その知識は彼にとってはっきりしているわけではない。彼はこの知識について考えなければならない。いやむしろ彼は、考えることしかできないのだ。

時が経つにつれ、彼の問いは形を変えていった。「なぜひとは子どもを失ったときに泣くの？」ローランは、林間学校中に食中毒で死んだ子どもの父親のインタビューを、繰り返し視聴した。その父親は怒り、取り乱していた。ローランは彼の感情を認識しているが理解してはおらず、あたかも彼の感情を吸収し、彼の感情を自らに抱かせるかのように、父親の言葉を、その口調も含め復唱した。結局のところこの感情こそ、彼には到達しえないものなのだ。

なるほど、模倣に関する神経生理学上の発見を、自閉症的思考に対し単純化し過ぎた形で適用するという、起こりうる間違いが思い浮かぶだろう。確かに自閉症の子どもたちは、模倣が苦手であるという障害を、早期から抱えている。そのうえこの障害は、神経生理学的発達の機能不全とも関係しうるものである（ミラーニューロンについての研究が示したように）[*1]。しかしながら今問題となっている能力は、ローランを含む多くの自閉症の子どもたちが、他者たちの社会的な振る舞いを真似るという点で、模倣についてのこれまでの〔神経生理学的な〕問題を、大きくはみ出してしまっている。つまり子どもたちは、自分たちを受け入れさせるため、彼らに同一化する能力の代わりに、彼らの振る舞いを真似ることを学ぶのだ。

自閉症の子どもたちにとって、人間の情動的交流に固有の本音と建前、まやかしの効果、隠れた矛盾、言語の曖昧さといったものは、とりわけ理解しがたいものである。心を動かすメッセージを、複雑な状態のまま意味のあるものに変換することの難しさは、おそらく自閉症者の子どもたちの知覚が制限されていることと関係があるだろう。彼らの知覚は、相関を持つことなく一つずつ互いに独立し合った知覚神経のチャンネルによって、制限される傾向を持つ。またこうした困難こそが、具体化したいと欲する無数の側面を経由して、世界にアプローチするようローランを駆り立てる。さらには、意味を与え、名づけなければならない具体的な事物として[1]、これらの無数の側面を扱うよう駆り立てるのだ。これらは

＊1　訳註　ミラーニューロンに関する議論には、第2章において触れられる。

1　ボルヘスが『伝奇集』のなかで作り出した人物が思い浮かぶかもしれない。彼は午後三時一分に正面から見かけた犬と、午後三時四八分に横から見えた同じ犬が、同じ名前で表されないことを望む。〔訳注　鼓直訳『伝奇集』岩波文庫、一九九三年、一五八－九頁では、三時十四分に横から眺め、三時十五分に前から眺めた犬とされている。〕

彼にとって、骨の折れる心的作業である。だがそれでも、他者との接触による刺激に耐える彼の精神に対しては、さらに過度な負担をかける同一化の作業をスキップすることを可能にする。

この「同一化の障害」は、行動生態学（動物の行動）の分野で名高いアメリカの大学教員、テンプル・グランディンの仕事の中心にあった。[1] 彼女は「高機能自閉症」であり、高い知能と言語習熟によって、奇妙な経験を自らのものにすることができた。その経験のなかには、彼女の研究に寄与するものも含まれていた。彼女を題材にしたドキュメンタリーのなかでグランディンは、テキサスの畜産業者たちが、どのように馬たちに話しかければよいのかについて説明する。彼女は言う。馬たちに感情を与えてはいけない。あなたたちはもつれ合った誤解のなかにいるのではないか。しなければならないのは、彼らの行動のサインを解釈することである、と。たとえば、彼らが目線を低くしたら、その意味を理解すること。すなわち、彼らは怒っているとか、彼らは怖がっている、という意味ではない。それは、彼らのあいだで何らかの情報を知らせ合うために馬たちがやり取りする習慣的なサインである。

この場面は、ローランが私に提起する問題を見事に示している。つまり、同一化を通じて理解し合うことの不可能性は、それに代わって、一つずつ意味と一致するような数え切れないサインの読解を行うよう、彼に仕向ける。もし彼が多くの物事を理解しているならば、それはもっぱら頭を使ってのことなのだ。世界を理解するために彼は、作り込まれた言語を使用し、彼の知性と優れた記憶力を利用する。的をしぼった質問を提示しながら。「どうして中学校ではときどき時間割が変わるの？」「偏りなく食べるって何を意味しているの？」「どうして大きな親《おじいちゃん・おばあちゃん》は親の親なの？」[2]

これらの質問は明白な繋がりを持たない。にもかかわらず、彼は曖昧さのない返答を待っている。私が答えを提示することができるときには、いかなる再質問も引き起こさない。ときたま別の質問が別の領域で開始されるのを除いては。「第三世界の援助国って何？」　こうした「ローランによる世界」は、その都度明白にすべき果てしない数の謎に満ちた、切子面の寄せ集めから成る事実のように見える。彼は、私があらゆる可能な返答を保持する巫女シビュラであるかのように、私に問いかける。[3] そして彼の質問の真剣さは、私に強烈な印象を与える。はぐらかしのなかで問いが解けてはいけない。もしそうなれば彼は、そのことを直ちに感じ取って彼の世界に引きこもるだろう。彼といると、ボルヘスが描きあげたバベルの図書館のなかで、自分が迷子になってしまったように思うに違いない。そこでは一つ一つの間仕切りのなかに本が存在するのではなく、彼の質問への答えが存在するのだ。

平らな世界——ある交差の世界

以上のような状態であるにもかかわらず、ローランはさまざまな情動を抱く。恐れを抱いたり、悲しんだり、裏切りや怒りを感じたりする。ある事柄は彼すらもこのうえなく喜ばせる。たとえばバスの出発に間に合うよう走る人々を、私のオフィスから見かけるとき。彼らが到着できるかどうかを知ることは、彼に大きな興奮をもたらす。もし彼らが失敗すれば、彼は気の毒な気持ちになる。「あーあ！　かわ

1　T. Grandin, *Ma vie d'autiste* (1986), Odile Jacob, 1994.
2　同一言表内の複合的な響きを用いたシニフィアンの寄せ集めこそが、彼を混乱させている。
3　ただしシビュラの返答がたいてい皮肉なものであったという点を別にすれば、である。彼女は人間たちに固有の欲望を見込み、彼らをからかっていた。これは私の返答をこれほどまでに待ち望む、究極的に真面目なローランとは大違いである。

いそう！」　しかし彼はここから大きな快と、精神の働きによって生じた興奮を抱く。この興奮は、部屋の対角線上を走ることで鎮めたり、部屋の隅に向かってじっとしたり、お腹の中心を締めつけたりしなければならないほどのものである。さらに彼は、小声で歌いながら、ガラス窓にかかるカーテンに長い時間くるまる。布地と柔らかに連続して接触することで彼は、鎮まり、興奮によって侵された皮膜が再構成される。

だが乗客たちを思って起こる彼の悲しみは、実際にはどのようなものなのだろうか。彼らの立場に立つことで、他の状況で彼自身が経験したかもしれない、悔しさの感情を見出しているのだろうか。確かに彼は、悔しさが何かを知ってはいる。だが彼を本当に悲しませるのは、出会いそこねなのだ。より正確に言えば、交差である。この場合、バス停という定点に向かって走る乗客の運動の交差であり、バスがその動きを止め、再開しようとすることとの交差である。彼の興味を引くのはとりわけ、複数のバスや乗客たちといった、動く二つの対象の道筋の交差である。それは停止や再開を含む、予見可能な運動だ。彼はバスの路線、接続、終着に熱中する。平面上で展開されるマッピングではなく道筋や、交わり、ストップしたり跳ね返ったりする点の連続に熱中しているのだ。

彼はしだいに、この運動をもっと広大な集合にまで拡張しようとする。まず数ヶ月のあいだ、彼は私には全く理解できない、記憶化についてのとてつもない努力を行うようになる。私とのセッションの度に彼は紙の上に、彼が知っているバス路線とその発着点を、連祷のごとくつらつらと書き留めていく[1]。さらに彼は作業を進め、今や待ち時間のアナウンスをも書くようになる。私がパリ交通公団の自動音声と同じような調子で話すと、大いに喜ぶ。ついに彼は、大きな作品に取りかかる。バスの乗り換え経路を、人々が分かるように、彼がいつも使っている地下鉄路線の各駅に書き込んでいくのだ。

彼の情熱は少しずつ、パリ交通公団の機能の別の面を問うように彼を仕向けていく。どうやってバスの運転士になるかを知るために、パリ交通公団に手紙を書くのだ。パリ交通公団は彼に、非常に丁寧な返信をする。彼は運転士についても尋ねる。多くの人々が彼に（彼は私にそれを繰り返させるのだが）、規則を指し示す。「運転士について話すことは禁止されています。規則に書かれています！」ついに彼らのうちの一人、アルベールという運転士が、彼に応えてくれる。アルベールは自分が車庫のすぐそばに住んでいること、仕事の時間が変更できること、計画が存在することを彼に説明する。「月間計画って何？」彼が私に尋ねる。次いですぐ、「年間計画を作っているのはいったい誰なの？（年間と月間は、彼にとっては全く異なる二つの概念である。）」変更があるかもしれないという計画の内々さが、彼には陰謀めいて見えるのだ。

なるほど確かに、ローランがバスの運転士について想像しようとしても、アルベールという運転士の人生や喜び、気苦労について思い描くことはできない。その代わりに彼は、アルベールが直面させられているであろう職務に関わるそれぞれの単語に、意味を当てはめようと努力する。彼はカタログを作成し、不変の規則を定めようとする。生気のあるものをないものに変えつつ、生気のあるものについて思考しなければならないという、この明らかな矛盾のなかで彼は、身動きが取れなくなってしまう。[2] しかしながら彼の快は、荒れ狂い、あるいは脅かす超自我の声を私に再現させることにもある。ある不遜な乗客にこの運転士が言う言葉の声色とイントネーションを、私は完璧に真似なければならない。「どう

1　数学的視点から、彼は有限な線分それ自体の離散／有限集合を定義する。線分の二端点を理解することは、世界の多数の側面を離散／有限化しながら命名する、前に触れた方法と同じ性質に見える。

ぞ席にお戻りください！」　このときローランが抱く快は、彼のなかの不安が再現されることに起因する。不安は迫害的超自我の審級が具現化することによって起こるが、超自我の審級が抑制する次のような将来の展望にも由来する――バスの運転士になって、いざそのときが来たら、魔術的な力をもって、このフレーズを発することができるだろう。

しかしながら数ヶ月が経つにつれ、私は変化を感じ取るようになる。彼の質問は今やパリ近郊の地理に向けられているらしい。「ブール＝ラ＝レーヌはヴィルジュイフのそば？」「ラ・クー＝アン＝ブリーはバニューのそば？」彼に返答すること、それは私に、この地方の地図をイメージさせるという骨の折れる努力と同時に、彼が理解したがっていることをよくよく考えさせるという、入り組んだ、まさにアクロバティックな思考を要求する。そもそも私は当初、これらの質問の基礎は、彼がまとめあげた広大なバス路線の終点のリスト上にあるという印象を抱いていた。他の場所との比較によって、バス路線が結ぶそれぞれの場所を位置づけようとしている、と考えたのだ。しかし結局は、〔二次元〕平面から出発するある推論から、すっかり解放されるまでには達しない。しかしながら、私は素早く以下のことを理解する。彼が求めているのは、まさに隣接と境界の関係なのだ。境界線は、それらが切り離す広大なパズルとパッチワークを、切り離すのと全く同様に、結びつける。境界から境界へ、隣接から隣接へ。根源的な断絶から出発して、彼はある連続性を築きあげようとする。それはつねに〔線しか存在しない〕一次元と一致し、そのなかで展開するような論理に従うものである。[1]

結局は、これらの新たな探索を通じて彼は、同じ問題を別の方法で把握しようとしているのだ。連続し、（それぞれの端の終点で）限界づけられた線によって、彼が整理しようとしているもの。それを彼は今や、並置と隣接によって展開する。なぜならこれによって、交差する線で作られた道筋が、境界から境界へと具現化されうるからだ。またしても彼は思い描く。いつかアルベールさんのように、ヴァレンヌに住むこと。そして（年間か月間か、それはまだ分からないが）計画に従って、シャンピニーにある一五七系統の車庫で勤務に就くこと。終点に到着した後に、出発地点に戻って来ること。

ローランは、一次元の空間のなかで体勢を整えようと、すなわちこうした快の回路を整理しようと努める。[2] そして物事の局面は私たちを、ドラマティックでありながら味わい深い、いくつかの誤解に導いていく。私はある日彼に、こんな風に言う。「ラ・クー＝アン＝ブリー？　ポントー＝コンボーの下だよ。」もちろん私の心のなかには、いかなる曖昧さもない。なぜなら私は、暗黙裡に地図を参照したからである。だが実際には、ある町が別の町の下にあるところを、見たことがないのではないか？　ローランはやはり私の返事を理解せず、質問を続ける。私が彼に与えた実際の地図は、少しのあいだ彼の興味

2　（15頁）この思考様式には、並外れた伝播性があることが判明している。私は二〇〇九年〔訳注 *L'enfant autiste et le psychanalyste*〕に、自閉症の子どもを取り囲む大人たちがその発言のなかで、子どもの精神を言い表そうとして、いかに生気を奪うような比喩（たとえば、パソコンのハードディスクに子どもの精神構造を喩える）を使用するようになるかを示した。

1　次のことを書き留めなければならない。この〔街同士やバスの終点同士の〕並置は、地図上のイメージよりも、名づけに関係している。そもそも領土の並置は、ある表面、すなわちある空間 - 平面を形成するのには、十分でない。ここでローランは、〔二次元〕平面の空間的なイメージを展開しようとしているわけではない。彼はただ、道筋を具現化する場合と同様に、それらの名によって本質的に決定された要素を互いに縫い合わせ、そこから、点から点へのある連続性を作り上げようとしているのだ。

2　ローランは空間が三次元から構成されることを知覚している。たとえば彼は、決して対象にぶつかったりはしない。彼はまた、知覚の歪みに苦しんでいるわけでもない。そうではなく、一次元におけるこの論理に従っているのはまさに、彼のリビドーの構成、彼の備給、彼の思考なのだ。

をひくが、全く助けにならない。なぜなら私が地図の二次元上で思考する一方で彼は、連続する線や、交差するときに破線になる線でできた、一次元に留まっているからだ。そしてこれらの線によって、点や先端を他の点や先端と結びつけることができるようになる。[1]そもそも彼にとって最も重要な置き換えのうちの一つは、ここに来るために、ときどき通っている別のセンターを離れる際に起こる。彼はそのセンターでは「フレデリック」に会い、ここには「ジュベール」に会いに来る。彼は私たちそれぞれに、儀式のようにいつも逆さまの質問をする。「きみはフレデリック（あるいはジュベール）のことを知ってる？」　私たちは彼のなかの路線図の線によって結びつけられていて、彼の二つの終点であり、切り離しえないのだ。

　ある日突然ローランは、非常に興奮した様子でセッションに到着する。日曜日、六三系統のバスで私の家の前を通り過ぎる際に、私が歩道の上で誰かと会話しているところを見かけたからだ。彼の両親には、彼がバスに熱中していることをうけて、毎週日曜日に、彼とともにパリの中心部を散策する習慣があったのだ。私はシャンピニーでローランに会っているのだが、彼はこの六三系統のバスの路線が、パリにある私の住処の窓の下を通っていることを、見事に把握している。したがって彼は、いつか私を見かけることを予期していた。さてその日私は、夕暮れどきに自宅に帰る際、地下鉄の出口から出たところで偶然知人に出くわし、少しのあいだ立ち止まって言葉を交わしていた。その瞬間に、ローランがバスでそばを通りかかったのだ。二重の偶然、奇妙な偶然。

　これこそが真に美しい交差であり、彼が愛する交差だ。――彼が乗っているバスが、彼の道筋のいつもの路線に沿いながら、全く同じ瞬間に、偶然私がいる正確なポイントと交差し、出会う。驚きが引き起こす快は、停留所に近づくバスと乗客たちとの交差が引き起こす快と同じものだ。バスを見かけて停留所に走り、おそらくはそれに乗りそこなってしまう乗客たちと、バスの交差を見る際にローランが感じる快と。

移動の香り

彼にとって道筋と終点が重要なのは、彼自身の身体的、精神的連続性の保証となるものが、道筋と終点から作られていることに起因する。すなわち彼自身の連続性は、特定の場所に帰属する特定の人々への備給と、それらを結びつける道のりへの備給において実現されているのだ。たとえば、フレデリック、運転士アルベール、そして私。これらの人々は概して、ある種の親切心と寛容さを持っており、彼の大部分を占める情熱と、それに伴う無尽蔵の質問攻めを受け入れるという共通点がある。

アルベールにしたときと同じように、彼は私たちそれぞれの住処から彼と面会している場所までの道筋を尋ねる。そしてローランは、私が乗らないと分かっている路線について、計画的に最適化された路線を提案してくる。「なぜブレロー＝シャンピニーまで一五七系統（のバス）に乗って、それから一一二系統に乗らないの？　なぜきみはナシオンまで〔地下鉄〕一号線に乗らないの？　次にモントルイユ市役所前まで二号線に乗って、それから一六二系統に乗らないの？」続けて、「なぜナシオンまで一号線に乗らないの？　そしてポルト・ドゥ・モントルイユまで二号線に乗って、そこから一一二系統に乗ら

1　同様に、彼はいつも待合室から私のオフィスまでの道筋を作っていた。絶え間なく連続した移動によって、あたかも拭いているかのように、壁に沿って彼の右手を滑らせるのである。これによって空間の連続性が具現化する。

ないの?」　道のりの全体をそのたびごとに丹念に描く彼のこの方法は、彼がいかにしてこれらの路線に沿った移動を、思考によってトレースしているのかを如実に示している。ところで彼はなぜこんなにも、私がこのように乗り換えをすることに執着するのだろうか。私はすでに彼に何度も、これらの乗り換えによって私の道のりがどれほど長くなるかについて説明しているのに。彼にとって馴染み深い道のりにおいて、私の道のりを想像しているのではないか、と私はまず自問自答する。実際、一一二系統、一五七系統、そして一六二系統のバスは、彼が定期的に乗る路線だ。あるいはよりもっともらしく言うなら、彼は思いがけない出会いの条件を整えようとしているのではないか。彼にとってそれは、計り知れない快の源泉であるだろう。

　彼が把握しうるすべての空間の集合的ネットワークは、彼の夢想の支えとなるだろう。夢想のなかで彼は、かつてシャンピニーのショッピングセンターで一一二系統のバスの運転士を見かけたときのような、未来の交差を思い描く——神がかった驚き！　それは一種の元型的イメージであり、「エピナル版画」である。それは画家クールベが、彼の友人でありパトロンでもあるブリュイアスと道の交差点で偶然出会う場面を、描くことができたことに少々似ている。[1]

　およそ六ヶ月後、彼は再び私の乗り換えについて尋ねる。セッションが終わると、いつものように彼は学校に戻るため、一一二系統のバス停の方向に急いで向かう。だがその日は、彼に続き私もまた急いでセンター[2]を出ようとしていることに、彼は気づく。私のバス停は遠くにあり、たどり着くためには、一一二系統のバス停のある大通りと直角に交わる大通りに沿って歩かねばならない。よく晴れているので、私はテンポよい足取りで歩く。少し行ったところで、遠くから強く私を呼ぶ声を聞く。センターを出るとき急いでいて忘れ物をしてしまったのだろうか？　振り返ると、ローランが交差点まで走ってくるのが見える。そこは私たちが通っていく二つの大通りの交差点であり、彼はとても興奮しながら、私に大きく手を振っている。彼を見て手を振り返すと、彼はひらりと背を向けて、全速力で自分のバス停の方に戻っていく。

私は少し心が揺り動かされ、この出会いの意味を自問しながら、再び帰路に就く。なぜこの交差点で私たちが互いにふと気づき合うことが、こんなにも重要なのだろうか。なぜ視線を交わすと同時に、私から「また会ったね」のサインをもらうことを、彼はこんなにも望むのだろうか。彼にとってあんなにも大切な、停留所にバスが到着する貴重な瞬間に遅れるという危険を冒してまで。

実際、私の家の下で交差したエピソードからも分かるように、ローランが私を見かけるのは彼がそれを望むからであり、彼がそれを待っているからだ。彼は、私たちの道のりが直交していることが、出会いを可能にしているということを知っている。私がそこに来る、と期待された地点に私が出現することは奇跡的であり、欲望の具現化なのだ。あるいはこう言うべきか。私たち二人の道のりが出会う地点に私が出現するという事実が、彼の期待を具現化し、彼の期待に内容と形式を与えるようになる、と。出現が実現するまでは、中身のない不確かな期待、空っぽの期待であったのに。

突然、ただの交差は、出会いの交差という別の意味をもつようになるだろう。以前そこにいた場所に、今私はいない。だがこの場所、私たちの道のりの交差の正確な場所に、ローランが身を置きにやって来たとき、非現実的な目的が作られる。この場所での私たちの視線の交換、私たちの出会いという目的が。

1　《こんにちは、クールベさん》はモンペリエのファーブル美術館で鑑賞できる。
2　私が彼と面接していたのは、医学心理センターである。

私たちの視線の出会いによって、私たちの道のりのこうした交差は、情動の接触に関わる何かを生み出した。私たちはただ交差したのではなく、互いに気がついたのだ。私たち二人がともに、同じ出来事を体験したということに。私たちのあいだでとうとう達成された、起こりうる同一化の点が、ここにはあるのではないだろうか。

交差から出会いへ

ローランは、同一化に頼ることなく世界をうまく理解できるようにならなければならない。まやかしと自己疎外は、ラカンが「大文字の他者」（最も重要な対象であり、意味と情動の保持者）と呼んだところのものによって、一度に引き起こされる。つまり同一化は同時に次のことを行うのを可能にする。まず、不可欠なものとして体験されたいくつかの面を占有し、さらにそれらの面の上に、情動的に共有された、ある体験に関する感覚を構築する。〔まやかしの共有と疎外的占有の〕快と苦痛は一度に感じられるだろう。

同一化は自己疎外とまやかしを前提とする。これによって、共有された体験という錯覚を自ら体験し、他人にも体験させることを可能にする。きみとしての私という錯覚。私はきみと同じものを感じているという錯覚。他者のなかで自分を感じることができるし、他者と溶け合うことができる。分かり合う感情をもつという交換の錯覚。このまやかしによる相互作用のなかで、情動の共有が可能となる。少なくとも、そう信じられている。

さらに言ってしまえば、だからこそ精神病の子どもたちと接する方が、自閉症の子どもたちと接するよりもずっと快適なのだ。精神病の子どもたちは、同一化の形式と、さらには多かれ少なかれその助けとなる言語との接続を保持しているからだ。私たちは彼らを理解し、彼らによって理解されているという錯覚を抱いて、気を紛らわせることができる。[1] 私たちは同じ言語を、すなわち人間的に心を動かされた経験に関する言語を話しているかのようだ。だから言語は、私たちの相互理解を可能にしているのだろう、という錯覚。だが自閉症者たちといると、私たちはもはやこの錯覚を機能させることができなくなる。彼らは言葉のナンセンスと無意味へと私たちを送り返してしまう。彼らといると、私たちはいつも的外れになってしまう。関係性からの脱備給が私たちを脅かす。そして、こうした根本的なコミュニケーションの取れなさによって、生き生きとした精神が損害を受けることで私たちは、失意と思考の虚無に晒される。

ケアする側の能力が、治療の可能性の鍵となる。ナンセンスに耐え、最初にやって来る理論の枝にしがみつこうとせず、迷子になるのを我慢し、自分自身の当惑と混乱、かかるであろう時間に耐える能力だ。ある形態がもうすぐ浮かびあがるだろう、ある形態が脈石から掘り出されるだろう、そうした希望のなかで、それでもなお不定形なものに耐えること。[2] ローランと一緒にいれば分かる。私たちは情動の共有によってではなく、具体的な偶然の出会いによってこそ出会うことができるのだろう。そうやって突然、幻覚ではない形で私が現れたのだ。彼が私を待ちながら、ただ幻覚のように私を感じていたかもしれないあの場所に。私がいないあの場所、すなわち私たちの道のりの二つの線の交点で、私が突如具

1　これは子どもの発達を早める錯覚である。すなわち、錯覚が子どもの発達を促進する。
2　エクトルのケース（一二五頁以下）を参照。

現化する。そしてこの出会いは道のりだけでなく、視線の出会いでもある。気づき合い、気づかれる視線。つまりこの交流に関し、互いに共通の、共有する現実を認識しているというサインを交換したのだ。いかなる経験が、彼のなかで何度も再生されているというのだろうか。実際に体験したものであれそうでないものであれ、失敗し、未解決であるような、いつも躓いてはやり直すような経験。すなわち彼がまだ赤ちゃんだった頃、両親が感じた「頭の後ろへの執着」への回帰だろうか。後頭部にある、頭の前と後ろの繋ぎ目を見つけようとして、じっと見つめる視線。ジュヌヴィエーヴ・アーグ[1]が、自閉症の病理学の中心に位置づけるところの最初の変わった行動と、ローランの行動は同じものなのだろうか。ローランにおいては、この経験における何かがまとまろうとしているのであり、偶然の交差に関する探究のなかで、際限なくこれを繰り返そうとしているかのように見える。

一つの線と二つの点

さて、今や計画は明らかになった。私はシャンピニーのセンターを離れ、フレデリックも働いているラ・ヴァレンヌのセンターへ行くかもしれない。状況はまだ定まっていないが私はローランに、両親への面会の提案を伝えるようお願いする。抜け目なく彼は私になぜなのかを尋ねる。私は彼に、まだ分からないが十中八九、このセンターを離れるであろうことを告げる。どこへ行くかは伏せたままで。彼は、「十中八九って何？」と聞くと、少し考えた後で確信を持って私にこう言う。「ああ、きみはラ・ヴァレンヌに行くんだね。」少し狼狽しながら私は彼に、まだ一度も話したことのないセンターのことをどこで知ったのかを尋ねる。「そうだね、きみはジュベールにまた会うだろうね。」

軽い目眩が私を襲う。私が当惑しているのを見ると彼は、実はフレデリックのことを考えていた、と言う。彼の言い間違い（もしそう言ってよければだが）は、注目すべきものだ。彼にとって私は、ラ・ヴァレンヌに私と再会するために出発するのだ。フレデリックと私は、同じものの二つの側面である。私たちを結びつける線の二つの先端。そしてもしフレデリックがラ・ヴァレンヌにいるならば、確かに私がそこに行き、もう一人の私と再会するということは予測可能なことだったのだ。

彼による分析家への、また交通への備給は概して、私の人格の特異性に向けられてはいない。たとえ彼が私に支えられていたとしてもなお、彼は実際には、私を大文字の他者として扱っているのだ。バスの運転士であるアルベールやフレデリックも同様だ。私たちは三人とも、バーチャル世界のアバターのようなもの（あるいは仲介者？）であり、同じように重要な神性を帯び、彼のあらゆる質問への答えを持ち、そのうえ、自らの善意によって彼の質問に応答するか否かを決める力を持っている。彼は、他の人間たちを揺り動かし行動させるものに、同一化によっては接続することができない。だから彼は質問を通して、理解できないこと、根本的な未知を捉えようとする。質問の一覧表によって彼は、私たちがすでに触れたように[*1]、並べられた切子面による知を作り上げる。あたかも数学における極限のように、私たちはゴールには決して到達することができないが、その代わりに漸次近似値を取り続けることによって、限りなくゴールに接近することができる。

1　G. Haag, « Contribution à la compréhension des identifications en jeu dans le moi corporel », *Journal de la psychanalyse de l'enfant*, n° 20, Bayard, 1997, p. 105.

＊1　訳註　本書一三頁。

＊

以下のセッションは、私の出発の知らせがトラウマに近い衝撃を与えたことと、それを彼がどのように自分に適合させたかを証言している。人々は彼が考案した連続劇を演じているのだが、そのシナリオのなかで私は、最悪の事態に遭遇する人物を演じなければならない。私がいかなる人物なのかは実際のところ重要ではないが、路線Gのバスの運転士だ。シャンピニーとラ・ヴァレンヌを結ぶこのバスについて、かつて彼は興味を持っていなかったが、今では完璧に知っている。私が乗るこのバスが、あるとき故障したからだ。私がかけた修理工への電話が留守電に繋がる一方、上司は何も聞こうとせずに私を罵る。私の携帯電話の充電は尽き、バスのロードマップは吹き飛ばされ、水溜りに落ちる。おまけに究極の屈辱として、鳩が私の頭の上に糞を落とす。ついに限界突破。私が試みるすべては、失敗を運命づけられているのだ。

すべてが私に逆らい、絶望と寄る辺なさ、物事の不当な仕打ちが襲い来る。「「もうおしまいだ！」って言って」、私の口から言われるのを聞きたがっている嘆き声のトーンを真似ながら、ローランが言う。神に見捨てられてしまったという感情に続き、今や、怒りが沸き起こる。だがあらゆる人が気に留めないのに、怒っても無益だ。いずれにせよ彼は、私が大変な不幸のなかにいるのを見て大声で笑う。

以下に劇の備考を四幕ほど。

第一幕。最後のセッションで告げられたことが、彼に情動的な反応を引き起こす。それに対し彼は、交通のなかで演じられる幻想で応えようとする（私を対象として）。

第二幕。この反応はまず、寄る辺なさ（Hilflosigkeit）の感情を復活させてしまった。このとき体験される見捨てられてしまったという感覚は、フロイトが非常に早くから構想していたものである。彼によるとそれは、人間の乳児の体験の中心であり、精神発達を促す第一動因でもある。

第三幕。このような心を荒ませる経験、すなわちこの言いようのない寄る辺なさの二つの根本的な面のうちの一つは、これが救いようのない恥辱感の源になっているということだ。精神が後に、それを必死に追い払おうとするであろう根本的な恥辱。よく知られているように、この感情から身を守るための最も効果的な方法の一つが、サディズムへの備給である。さらに言えば、サディズムを行使できる対象に安定的に備給することである。ローランが私に演じさせている演技／幻想は、実際には、何を物語っているのだろう。それは、私が最大規模の寄る辺なさと、終わりのない不幸に陥ろうとしているということだ。なぜなら私が彼の前から去るのだから。復讐は十分に果たされ、これによって彼は、穏やかに別離に臨むことができるのではないかと私に思わせる。

第四幕。この解決は、自閉症的作動による計略を経由する。彼はバスの運転士とバス路線が登場する場面を演出する。これによってこそ彼は、私の出発の知らせを承けて生じた、彼自身の寄る辺なさに関する何らかの体験に接続できる。このバスのなかでなら、私が離れていくのが見えるようになるからである。したがって情動は、彼の自閉症的作動が彼の精神構造に強いる特定の領域との正確な連携性のなかでしか、輪郭を見出すことができない。

偶然の成果の再現

ローランは物事の本性や意味、それらの関係性や繋がりについて、ひっきりなしに質問する。しかしながらいかなる返答も、本当のところで彼の困惑を消し去り、彼の自己イメージを一貫したものにする、意味の秩序立てを可能にする力があるようには見えない。彼自身の存在感覚の連続性は保証されない。だから彼はその連続性を、外の、彼を取り巻く世界のなかに探す。

とりわけ、こうした探究に関する何かを束ねることができるものこそが、偶然の出会いである（彼がそれを準備し、可能にしているのだが）。つまり偶然の出会いは、ある基盤、ある出発点を彼のなかに作る。しかし出会いそのものは、決してそうした基盤に完全に到達することがない。だから彼は、出会いを何度も再現しなければならない。状況は矛盾している。偶然の成果を再現するのだから！

ところで、再現と偶然の出会いといえば、自己の概念を決定したものよりも神秘的なものはあるのだろうか。突飛なもの同士の、偶然の出会い。つまり、主体が生じるところの雌性配偶子と雄性配偶子の出会い以上に、神秘的なものはあるのだろうか。いかなる欲望がこの出会いを可能にするのだろうか。いかなる欲望の、いかなる出会いが。

これによって、ローランの偶然の出会いへの熱中には別の見方がもたらされる。つまり彼の熱中は、可能な自己生成の形象の一つに由来する。だが形象が有効にまとまることはなく、彼は繰り返しを余儀なくされる。ローランはラカミエがいうところの「(非) 幻想〔fantasmes non-fantasme〕[1]」を作るのに失敗する。彼は妄想を構築することができなかったのだ。フロイトが強調したように、妄想の構築は一次妄想の体験を出発点とする治癒の試みだ。妄想は、主体が状況に耐え、生きるために、心的作動を復興させようとするものだ。だがローランは、妄想の代わりに自閉症的思考を導入した。これは質問の周りを回る思考だ。これによってこの思考は、経験することに永遠に挑戦しているように見える。彼を取り囲む世界の、具体的で生気のない面に付着しながら。

1　著者〔ラカミエ〕によれば幻想の位置を占める心的形成を指すが、幻想とは反対に、精神の限界を超える傾向があるという。そしてまた（非）幻想は、変転のなかで妄想や幻想のための「トランポリン」を構築する。最も典型的なものが、自己生成の幻想だろう。以下の大人の精神病に関する臨床を参照。P.C. Racamier, *Antœdipe et ses destins* (1989), Éditions du Collège de psychanalyse groupale et familiale, 2003.

2 同一化

「僕はどこにも似ていない男の子だ。[1]」

私たちはローランのケースから、自閉症の子どもたちが他者との関係において、同一化を経由することが困難であることを明らかにした。彼らはその代わりに、基本的な知覚にくっつくことで、付着性と言われる関係を導入している。

だからこそ臨床において、自閉症的でない自我の解体状態と、いわゆる自閉症を区別することが重要になる。このことは同時に、心的作動の二つの基本的メカニズムを識別すべきである、ということに私たちを導く。自我の解体においては、子どもたちは身体的同一化との接続を保持している。これは同一化の原型、あるいは「原〔première〕」同一化であり、同一化の一般的なメカニズムの要素となる「かけら」である。[2]他方自閉症においては、「付着同一性」*[1]が優位となる。この心的作動の特徴的体制においては、自己が連続しているという感覚は、周りの世界の、知覚された要素の表面的コラージュによってもたらされる。この対比は私たちに、自我の組織化モデルを想像することを可能にする。ここで明らかになる自我とは、これらの二つのメカニズムのあいだで生じる、ダイナミックかつ弁証法的な緊張関係の結果であるだろう。

ある特定の症状複合を小児精神病として自閉症から切り離すことの妥当性について

フロイトの時代の神経衰弱と同じことが、[3] 自閉症でも起きている。今日、小児自閉症（ＤＳＭ[4]、すなわち不可避の座標系として私たちに押しつけられている分類法に基づくなら）は、子どもの重篤な精神医

1　ヴェロニク・スパールに感謝する。彼女は自身の患者についての論点を私に提供してくれた。

2　原（*première*）同一化もしくは身体的同一化は、乳幼児によって行われる、対象の部分的な側面と繋がる能力についての訓練と結びついている。これはすでに構成されたある対象、もしくは存在しつつある対象に関連する一次（*primaire*）同一化とは区別される。原同一化においては、対象はまだ潜在的でしかなく、子ども自身の創造物でしかない。原同一化は対象の基本的な質（そこには子ども自身の身体も含まれる）に繋がれている。また、たとえ子どもの知覚能力がどのようなものであろうとも、知覚された空間における対象の運動に繋がれている。

＊1　訳註　自閉症における付着同一性あるいは付着同一化については、ドナルド・メルツァーが詳しく論じている。メルツァーは本書でも参照されているエスター・ビックによる心的皮膚機能形成に関する研究を土台として、こうした概念を深めた。（ドナルド・メルツァー他『自閉症世界の探究——精神分析的研究』平井正三監訳、金剛出版、二〇一四年参照。）

3　フロイト「ある特定の症状複合を「不安神経症」として神経衰弱から分離することの妥当性について」兼本浩祐訳『フロイト全集1』岩波書店、二〇〇九年。

4　*Diagnostic and Statistical Manual of Mental Disorders.*〔『精神障害の診断と統計マニュアル』〕

学的病理学を寄せ集めた、診断カテゴリーのごた混ぜとなっている。さまざまな形の自閉症だけでなく、自我の解体状態と関わる子どもの精神病や、幼児期の変化性精神不調和〔dysharmonie évolutive〕[*1]の大部分までもが、このカテゴリーに含まれている。

　しかしながら、臨床像のこうした多様性こそが、自閉症の病理学の中心に存在している。当然、その見出しの一貫性について問われることになるだろう。たとえば、自閉症のバリエーションの一つである、いわゆる「カナー型」自閉症と、ハンス・アスペルガーによって一九四三年に記述された、いわゆる「高機能」自閉症とのあいだには、どのような関係があるのだろうか。[1]そこにあるのは、病理学〔遺伝、あるいは環境の重大な不全状況による、等〕に関連した形式の違いなのだろうか。あるいは反対に、特定可能ないかなる器質的要因からも免れた形式の違いがあるのだろうか。明確に定義されておらず、連続的でない、さまざまな精神病理学的臨床像を別にしても、他系統に属する症状と自閉症的防衛とが、同時に現れる場合もある。同じく、認知の保持性のレベルにおけるばらつきも考慮されるべきだ。ところが今日こうしたばらつきについても、概括的な方法で〔自閉症として〕分類し、理解されている。

　たとえ以下の統計に関わる好奇心において問題となっているのが、数の増加の問題だけではないにせよ、〔たびたび主張されるように〕一九八〇年代以降の自閉症の子どもの数が十倍に増加したのは、臨床上の基準があやふやなことが直接の原因だ。とりわけ小児自閉症のカテゴリーに関しては、ＤＳＭでは二つの臨床例に基づいてしか検証されていないことが知られているにもかかわらず、[2]〔小児自閉症の〕診断の根拠とされている過度に広範で完全に主観的な記述的基準は、子どもの精神作動を考慮する余地を与えない。だがそれでも〔ＤＳＭは〕、精神病と自閉症の思考様式が区別されうるという特徴について気づかせてくれる。

さらには、診断のレベルと同様メタサイコロジーのレベルにおいても、自閉症と精神病とでは、全く異なる方法で精神が組織化されていることが分かる。自閉症は、その独特の総体的症状とはまた別に、特徴的な思考様式を伴っている。それは精神病のそれ――こちらの思考様式は私たちにより近い――とは根本的に異なるものである。私たちの仮説では、両者の差異は、付着性と原同一化のあいだにある困難な分節化に由来する。

正常な付着性と病的な付着性／身体的同一化

付着性と原同一化という二つのメカニズムは、異なる理論分野から生じている。付着同一性は、一九八六年にエスター・ビックによって、三人のごく幼い子どもについて、以下のように記述された言葉に由来する。「人格の各部分は、それ自体は拘束力がないものとして感じられるため、受動的に結びつけ

＊1　訳註　フランスにおける概念。特定の心的機能が偏って成長することを指す。他の機能が正常に発達することで、不調和を全体的な発達の遅れと区別することができるとされる。非定型発達と呼ばれるものと同じものを指すという見解や、成長につれ多くの場合において不調和が解消されるという見解が混在している。

1　カナー型自閉症は、心の殻に閉じこもる度合いが強く、〔状況が〕変わらないことを強く求めるために、とりわけケアが難しくなる。「アスペルガー型」の自閉症者たちは反対に、しばしば特定の言語をよどみなく話し、ときに奇妙かつ特殊な認知能力を持つ。カナー型とアスペルガー型の差異とその歴史的背景については、以下を参照。M. Joubert, *L'enfant autiste et le psychanalyste*, op.cit., p.158.

2　考慮されているカテゴリーの分析に関する信頼性が問題となる。S. Kirk, H. Kutchins, *Aimez-vous le DSM? Le triomphe de la psychiatrie américaine* (1992), Les Empêcheurs de penser en rond, 1998.

られていなければ、ばらばらになってしまう。」[*1]ここでは、主観的体験と「皮膚によって支えられた身体の感覚」とが、互いに類似しているということが重要だ。後にこの臨床上の概念は、日常の臨床にまで――病理におけるのと同じくらい正常においてまで――拡大される。

ここで考えられている非常に原初的な精神作動の領域では、存在の連続性の感覚は、ばらばらな表面要素の知覚と関連する。これらの要素は、平面の寄せ集めによってくっついている、という事実そのものによってくっつかなければならない。ばらばらな諸要素から成る「自我の萌芽」機能は、感覚的な質（表面、匂い、熱さ、肌理《きめ》）や、こうした質が結びつくことのできる情動に付着し、まだ統合されていないが今後快になりうるものを垣間見させる。なぜなら、生まれてすぐの子どもの身体／精神から発せられる強烈なリビドーによる希求は、その入れ物となり、まとめ役となるような何かと出会わなければならないからだ。それは満足の源泉であると同時に、満足の経験の母体《マトリクス》でもある。出会いが叶わなければ、不安が支配するようになる。（ある「原初の苦悶」によってその強度を知覚させるために要請された）不安。

大人はそれらのイメージを忘れてしまう。飲み干すこと、世界の隠蔽、雲散霧消、夥しい量の粒子の分散、充溢から空虚への反転、など。[1]こうした不安に対し、付着性はバリアや制限を形成する。こうした突き刺すような不安に直面して、言葉を話す前の子どもは、付着性によって身を守るのだ。

他方の原同一化は、一次同一化に先行するものである。原同一化は、結合された（自分の）自己を、他人の統合された自己のように知覚することに先立つ、ある精神状態に相当する。寄る辺なさ／満足の経験に結びついた、まだ断片群でしかない自我の状態である。[2]ここで問題となっている原同一化は、そのようなものとして認識された一つの対象に関わるのではなく、それどころか基本的知覚内容、特に運動や運動する身体に関連した知覚内容に関連するものである。そしてこの非常に原初的な世界では、自分自身で満足の経験を創造することから始めなければ、子どもにとって、寄る辺なさの他に何も存在しないように見える。

もう一方に戻れば、この同一性が芽生える感覚は、付着性によって、性的興奮をそそる相補的領域から出発して構成される。偶然の出会いによって結合した表面から始まり、次いで、隣接によって広がっていく。ここでは、離散的なものと連続的なものというカテゴリーが、思考の構造化において優勢である。エスター・ビックは赤ちゃんが、「自分がくっついている対象（のある領域、部分的な面）の表面を利用することで、自分が自分であり続けていることを知覚している」[3]ように見える、ということに気づいている。

＊1　訳註「人格の各部分はその最原初的形態の時には、その人格間の結合力を持たないと考えられる。そのため、それらは、境界として機能する皮膚によって、受け身的に体験させられるような方法でいっしょにまとめられなければならない」エスター・ビック「早期対象関係における皮膚の体験」古賀康彦訳『メラニー・クライン　トゥデイ2――思索と人格病理』松木邦裕監訳、岩崎学術出版社、一九九三年、四五頁。

1　こうした世界のありうるイメージに出会うには、エッシャーの版画作品や、イタロ・カルヴィーノの小説（『レ・コスミコミケ』）を参照。

2　一次（*primaire*）同一化は、これとは反対に、対象から成る世界が、少なくとも部分的には自己から分離したものとして、すでに認識されているような精神状態に相当する。芽吹きつつあり、構成されつつある自我が、欲望の対象について、それらに固有の特徴を見つけ出すことができる世界。その世界で自我は、対象を所有する代わりに対象と同一化する。一九〇〇年の『夢解釈』でフロイトは次のように述べるだろう。他者の特定の面を真に私物化することは、精神に対し、他者を喪失する見込みを一時的に和らげながら、隔たりを最小限に抑えることを可能にする。〔訳註「同一化というのは単純な模倣ではなくて、（……）私物化というべきものである。」「夢解釈Ｉ」新宮一成訳『フロイト全集4』二〇〇七年、二〇一頁。〕

身体的同一化は、これとは反対に、多次元性の方に精神を引き寄せる。なぜならおそらく身体的同一化は、知覚以上に、世界に対する感知のなかで徐々に洗練されていくある運動性の行使によって、支えられているからである。世界への（まず何よりも自分の身体への）備給は、筋肉器官の活動を経由する。ブブリとデスピノワは[*1]、特に乳児の探索的活動において、表面のさまざまな質に向けられた付着同一性と、動的・感覚的知覚に結びついた「原身体的同一化〔identification somatique primitive〕」を区別する。彼らがこの原身体的同一化という語で示そうとしていたことは、私たちが、知覚と運動感覚に結びついた原同一化あるいは身体的同一化という語によってまとめようとしたことと、一致しているように思われる。

*

しかし、このような抽象的で実用性に乏しい概念が、何の役に立つというのだろうか。自閉症的作動と精神病的作動の区別こそが、まさにこの点に関わっている。というのも、自閉症の子どもたちは付着性を広範囲にわたって利用する代わりに、探知された他者そのものとの、精神的な繋がりとして機能する同一化の領域に接続することができない、ということが分かっている。この無力さは、彼らにおいては、想像的なものというカテゴリーの正真正銘の未展開や、想像的なものを象徴的なものに連結させることの不可能性（多くの自閉症者が数字とその組み合わせに執着することが示すように、象徴的なものは存在するのだが）とに繋がっているように思われる。反対に、精神病や精神不調和などの自我の混乱状態では、特定の症状が自閉症の症状に似ていたとしても、同一化の回路は想像的なものと同様、機能している。想像的なものは、自我に蔓延ることさえある。

しかしながら実際には、多くの場合において〔自閉症の子どもたちは〕、雑多な精神的機能から構成される、調和しないものの寄せ集めに直面している。すなわち自閉症の症状として、精神病的要素や知的能力の障害、あるいはその反対に高度な知的能力が混在する場合がある。その結果として、次のことを子どもがいかなるレベルで受け止めているのかについて正確に把握することは、困難かもしれない。たとえば、生きて欲望する私たちが存在しているということや、彼が示すもののなかに私たちが見出すことのできる意味、私たちが彼に語ることのなかに彼が見出すことのできる意味。だがもし、ある出会いや交流が起きることを望むのであれば、たとえ勘によるものであれ、こうした探知は欠かすことのできないものだ。

母親がよく連れて行くある店の自動ガラス扉を開閉させながら、子どもが繰り返し「遊んでいる」。遊びは、地面に描かれた線を追いかけて彼が急発進するまで、ずっと続く。ある日彼は、ドアが壊れているのを発見する。縁《ふち》のうちの一箇所が欠けていたのだ。子どもは、制御できないほどの不安の爆発に巻き込まれる。硬直し、彼はもうドアを通り抜けることができない。ここで問いたい。不安はどの領域で作動しているのだろうか？　精神病の子どもにおいては、切り抜かれた形態が問題となる。切り抜かれた形態が、すでに構成された表象の助けを借りて、恐怖の投影されたイメージを引き起こすのだ。子

3　（35頁）アタナスューによる言及。« La constitution et l'évolution des premières identifications », *Revue française de psychanalyse*, 46, 6, PUF, 1982, p. 1187–1209.

＊1　訳註　Myriam Boubly, Maurice Despinoy, « Développement psychique du bébé. Dessensations aux représentations », *Le bébé en psychanalyse*, PUF, « Monographies et débats de psychanalyse », 2014.

どもの精神病において情動はすでに、不安と関連しうる想像的なものに結びついている。たとえば、むさぼり喰うモンスターの恐ろしい姿など。他方、自閉症の子どもにとって不安は、全く別の現象からやって来る。それは裂け目そのものであり、断絶であり、それを考慮に入れるよう命じる変調であり、独特のトーンで不安を呼び覚ます。あたかも裂け目が身体そのもので起こっているかのように、断絶は身体のレベルに直接作用する。原初の寄る辺なさについてのこうした激しい体験はおそらく、渦まく恐ろしい吸引、防壁崩壊の混乱、あるいは果てしない落下の印象によって表現することができる。身体的経験の状態に留まっていたこうした体験は、言葉はおろか事物の表象に接続することすらできなかったものである。

それぞれの物の名前

運動する身体と世界の予期せぬ運動、さらには身体を満たす対象との関係において原同一化が確立されそうになると、自閉症の子どもは、こうした運動の結果に耐えること、すなわち対象がそれ自身の生命によって生気を帯びているという状況に耐えることができなくなる。耐えるどころか、彼は症状によって恐怖を打ち消そうとする。また、自閉症の子どもたちとのセッションにおいては、生気のある表象から失活したものへの移行がしばしば観察される。その結果、起こりえたはずの彼らの同一化の運動は、生命の非生命化／機械化への回帰によって覆されることになる。同一化への道は、接続できないまま残される。

フロイトによれば[1]、同一化は、「親しい人間」であり、「よく知っていて」必要なものを供給してくれる隣人〔Nebenmensch〕との関係のなかで確立される。しかしながら、あらゆる感覚能力が召喚されるこの関係は、最初から複雑である。なぜなら、矛盾した方法で与えられた複数の役割が、同一人物において結合しているからだ。満足の対象、敵対の対象、援助してくれる対象。そして、この多面的で根本的に曖昧な対象との接触を通してこそ子どもは、自分のさまざまな情動状態を認識することを学ぶ。だが自閉症的作動が避けようと目指すのは、まさにこの結合なのだ。それどころか彼は、知覚神経のレベルからすでに、彼の欲動性から生じるすべての刺激を、世界から生じる刺激と同様、基本的知覚まで分解するよう気を配る。自閉症の子どもたちが繋がり（彼らの知覚内容、情動、思考のあいだでこれから始まる可能性のあるそれ）よりも優先させる解離、解体、分離の強烈な過程について考慮すると、同一化を作動させることの困難は、耐えがたい体験の出現に対する防衛であるように思われる。

この点においてテンプル・グランディンは、[2] 社会的には目覚ましい業績をあげているにもかかわらず、人間関係における困難を抱えつづけていることを語る。彼女はまさに、同一化との関連においてこそ苦しんでいるのだ。彼女は他の人間たちを駆り立てる情動の運動や心の揺れについて、これらを理解したり体験したりすることなく知覚する苦しみについて語る。ローランと同様、彼女はこれらについて理解することこそができるものの、それは他人の行動の分析という知的作業の力によってのみ可能となる。[3] 一方で、彼女の最初の運動とは、他者たちとの違いを痛烈に感じる当惑の運動である。彼女がここで述べているのは、自閉症の人たちに特有の困難であり、それは彼らが、同一化的方法の仕組みを可能にす

1 フロイト「心理学草案」総田純次訳『フロイト全集3』岩波書店、二〇一〇年。
2 T. Grandin, *Ma vie d'autiste*, op.cit.. p. 7.
3 この特性は、行動生態学者としての彼女のキャリアにおいて、間違いなく大きな助けとなっていた。

るための戦略や思考様式を発達させることに繋がっている。このことはまた、彼らが言語や計算にアクセスする際に、特徴的な方法によって象徴的ツールを利用する理由でもある。そして、彼らの認知能力が歪んでいると彼らが感じているのだとすればそれは、神経生理学的困難さゆえのみならず、彼らが置かれている同一化の能力を働かせることができないという状況を回避するためでもある。現実の各側面は、他のものと切り離して扱われなければならず、まるでそれ自体にふさわしい名があるかのようである。

不変性に奉仕する付着同一性——ジェレミー

だからジェレミーは、自分の学校のドアの前で警備員の職務を担い「警備員さん」と呼ばれる男性が、学校の友達の誕生日会に同行する「パパ」と呼ばれる男性と同一人物でもありうるということを、理解できない。ジェレミーは難なく話すし、ざっと見て快適な学校生活のスタートを切っていた。共和国大統領選挙時の投票方法に関する公民教育の授業中に、教師は以下の質問をする。「投票箱とは何ですか?」ジェレミーはどんな比喩的意味も間違えない。彼は答える。「それは大統領が入っている箱です。」彼が言ったことは象徴的な観点においては厳密に正確だが、想像的な観点においては完全に間違っている。箱のなかの大統領なんて、私たちは一度も見たことがない。彼においては、象徴的なものと想像的なものの領域は、分節することなく互いにめり込み合っている。だがこれは、ある種の詩的な効果を持つ。

あらゆる曖昧さを含みつつ暗黙裡に示される内容。それが耐えられないのだ。またジェレミーは、複数の要素を含んだメッセージや、情動と意味が混ぜ合わさったメッセージを受け止めることができない。彼は、文から語を抽出したり、語から文字を抽出して別の語に再構成したりするのと同じやり方で、対象が自分の興味を引く刺激をもたらすとき、興味の対象を現実から抽出する。このようにして彼は、一つの文のなかから、先生の名字のなかにあるさまざまな音節を聞き取り、再構成するためにそれらを抽出することができるのである。[1] 同様に彼は、彼の指やケーキのピースといった具体的な要素を操作しながら計算することができるが、こうした物理的なサポートがなければ、計算のなかで数字を使用することができない。数字をその記号から切り離して合わせることはできないのだ。だから彼は、自分が表象しているものとは関係を持たない。数字は彼にとって、一つの音節を成す文字群として留まっている。集まればある名を持ちうるが、象徴的な価値と交換するためにこれらをばらばらにすることは不可能である。ジェレミーの言語と数字に対する扱いは、文字が身体にくっついたままであることを示している。相互にいかなる繋がりも持たないピースやかけらで構成された身体。彼の言葉は、身体の先端、開口部や表面を、一つのボディ・イメージに統合することができないということを証言している。これは、彼においては付着性が優位にあるためである。

ロンドンへの遠足で見つけたリスたちに彼が魅了されたのは、そのようなメカニズムによるかもしれない。リスを除く他のすべてに対し関心を失った彼は、ヘーゼルナッツを食べるリスの前で呆然と立ち尽くし、そこから自分を切り離すことができない。しかし彼が立ち止まってしまうのは、付着性の現象

1　このメカニズムは、ルイス・ウルフソンが母語に施した処置を想起させる（*Le schizo et les langues*, Gallimard, 1971)。

によるよりも、彼の興味を引き興奮させる動物たちの自律的な運動によるところが大きい。その運動は、表面の質〔への付着〕と同列に置くことなどできない。ジェレミーの魅了は別のところからやって来ている。彼が魅了されるのは、運動そのものによってである。なぜならそれが、自律的な生を示すものであるからだ。（動物たちのことを理解するために彼の神経心理学的能力を圧倒しないほどに）運動が制限された、無害で小さな動物に対峙しているとき、彼のサディズムが刺激される。それは、その動機が彼の理解から逃れるところの人間の運動を前にしたとき、彼が恐怖するのと同程度の刺激だ。こうした刺激による危険に際し、付着同一性、すなわち対象の基本的な面への解消しえないくっつきは、解決を提供する。つまりあらゆる不測の事態、恒常性の裂け目を回避するのだ。

だからこそ、付着性はあまりに効果的なメカニズムであるようだ。付着的くっつきは今やそれ自身によって維持され、広がり、亀裂なしに表面の恒常性を創造する。このようにして自閉症の子どもは、自身の性化された身体を、世界――この世界はトポロジーと呼ばれる独特の数学と対応している――のなかで組織化する。「方向づけられていない」と言われるこうした空間のうちの一つのなかで――すなわち、表面における穴、それらの穴の数、それらの穴の縁の数、その歪み、その連続性と不連続性との関係から成るある空間のなかで――その身体は成長するように見える。こうした穴や縁は論理的分節点を構成する。そしてこうした分節点によって、子どもはその身体 - 情動的経験を組織化しようとするのであり、彼が生きているところの何かについて意味を与えようとするのだ。手袋の指の反転や、次元の変換を無視するような連続性における、垂直性の消去。[*1] これらはいずれも奇妙であるが、この子はすっかり慣れた仕方で、そのあいだを行き来している。取り囲む世界についてのこうした思考様式と理解の様式は、私たちを面食らわせるばかりの論理の手続きに沿って展開される。

相補的な二つの思考様式

　したがって単にラベルを付けることだけでは、子どもの作動の水準を特定するのに十分ではないし、セラピストにとって、自分の存在を患者の存在に適合させるのにも十分でない。ケアする者が〔セッションにおける〕自らのありようを調節し、その結果接触を確立すること、すなわち子どもが耐え、受け入れることのできるような感情面での衝撃を生み出すやりとりを提示すること。これは観察された症状の臨床的な探知と、逆転移的な体験によって感じられたものとを、ケアする者自身が対峙させることによってのみ可能となる。つまり他者を受容するにあたっての多様な側面同士を、自分のなかで対話させることによってのみ可能となるのだ。

　二人の幼い子ども（六歳のレーモンと四歳のノエ）の臨床像との対決は、私たちに付着性と原同一化という、精神作動の二つの原初的様式をより上手く区別することを可能にするだろう。二人とも、ラベルが付けられるであろう大きな精神の障害を持っている。DSMに従えば、両者とも広汎性発達障害というカテゴリーに当てはまるだろう。レーモンはアスペルガー型の自閉症、ノエは自我の重篤な解体という臨床像を示しているにもかかわらず。

＊1　訳註　ラカンによるメルロ＝ポンティ『見えるものと見えないもの』における手袋の反転への言及は、たとえばセミネール第十一巻七回目「アナモルフォーズ」にある。（『精神分析の四基本概念』小出浩之他訳、岩波文庫、二〇二〇年。）

同一化すべき他者の体験を求めて――レーモン

センターで分析治療を行うためにはじめて会ったとき、彼は六歳だった。彼はすでに制度的なフォローを受けていた。ほっそりした、上手によくしゃべる男の子だ。彼は話すことですべての空間を占有し、本当の意味での答えを待つことがないまま、矢継ぎ早に質問を投げかけてくる。ときに彼は歌うが、堰き止められたかのように、突然止める。こういうとき、彼は不安を表明しているのであり、自閉症のメカニズムを用いてそれを和らげているのだ。たとえば、ぴょんぴょんと飛び跳ね、腕や手をばたばたと打ちつけながら身をかがめる。背中をくっつけるためにガラス扉の前や部屋の隅で立ちすくんだり、あるいはあたかも、振り上げた自分の腕をぶつけるためにコーナー家具の正面に立ったりしながら、部屋の隅から隅へと走る。彼は一定方向に整理することが困難な刺激と戦っているように見える。

最初の頃彼は、セッションの大半、オフィスの電子機器を攻撃しようとばかりしていた。パソコンと電話である。私の解釈が彼に対するいかなる効力も発揮しないのならば、私は枠組を守るために物理的に介入しなければならない。その熱中を前に私は長いあいだくらくらしていたが、以下のことを明確に意識するようになった。これらの対象は生気のないものではあるものの、彼にとっては、実際に帯電することで刺激させる力が備給されているのであり、このことは彼が私のオフィスの電球を使って実行したある置き換えによって証明される、ということを。ここにはある種の幻想が表現されている。――「おばけライト」だ。だがここで語られるべきは、幻想というよりシニフィアンであり、多くの他者が詰め込まれているであろう、一つのカバン語だ。なぜなら彼が、灯をつけたままの電球を執拗に私の手の甲に押しつけて、私を焼こうとするからだ。私には、彼が本当に私を焼き、痛めつけようとしているように感じられる。私は彼に、きみは本当の痛みを私に体験させるのはどんな感じなのかを知りたがっているんじゃないかな、と告げる。私の解釈は起こりうる同一化の運動に支えられている。（サディスト的な欲動性によって駆られ、解釈に応答しうる）精神病性の創発がはっきりと示されていたとしても、自閉症のメカニズムによってのみこれを封じ込めることができるのであり、レーモンにとっては、彼を混乱させる刺激と結びつけることだけがその方法となるのだから、私の解釈は効力のないままだ。

幾度かセッションを重ね、一九七〇年代のフランスのポピュラー・ソング、とりわけ彼がメロディーの断片や歌詞をぽつぽつと歌う、ジャン・フェラとニノ・フェレールを中心として、私たちは共通の話題を見つける。私は彼と一緒に歌い、メロディーと歌詞を補おうとする。こうしたレパートリーは、彼の祖父母のうちの一人に由来するものであるが、ノスタルジックな雰囲気と伝えられる情動の柔らかさが、彼を惹きつける。彼の普段の対話者たちが覚えていないような忘れられた時間、死んだ時間からやって来るこれらの歌を私が知っているという事実が、彼を大いに喜ばせていることが、私には分かる。歌は同時に、私たちを包み込む音の輪[1]を形成する。私はそこに入り、捉えられてしまう。この共犯関係はおそらく、これから展開される反復遊び――泥棒たちが追跡され、逮捕され、裁判にかけられ、牢屋に入れられる――の支えになるものだ。クラスメイトの名を与えられた泥棒たちは、彼を捉えて離さない遊び場の喧騒に彼が浸っているときの興奮を、彼が再体験することを可能にする。

私は徐々に、次のように考えるようになる。つまりオフィスの電子機器から私の身体へ、私の身体か

1 G. Haag, « Contribution à la compréhension des identifications en jeu dans le moi corporel », op.cit.

ら彼の遊びへと彼が置き換えたであろう、サディスト的な幻想を演出することを超えて問題となっているのは他のことなのだ、と。なぜならこの奇妙な遊びのなかで、彼は私にあらゆる役割を演じさせ、あらゆる情動を引き受けさせているからである。レーモンは横暴な演出家として、私のイントネーションや口調を非常に細かく決定する。私が自分の役割をうまく果たし、快楽と恐怖のあいだにある必要な場所でちゃんと彼のツボにはまったとき、彼は明らかに、うっとりするようなエロティックな興奮で満たされる。

もう少し経つと、このタイプの特殊な対象使用は、童話に置き換えられる。私は彼に、この童話のうちの選ばれた部分を語ってやらねばならない。一見すると彼はそれを通して、死刑執行人の享楽、さらには犠牲者の寄る辺なさや苦痛へと、次々に自らを同一化する方法を見出すような、サディスト的な想像的なものの展開に魅惑されているように見える。しかしここにおいてもまた、私が完全に道具化されているという追加要素がある。彼にとって重要なのは、私がゴルディロックス[*1]の不幸話をすることではなく、彼が他の場所で聞いたまさにその語を、彼の言う通りに繰り返すことだからだ。セッションのたびに、私はそれぞれの登場人物ごとのあらゆる単語を繰り返さなければならないのだが、そこにはわずかな変化も加えてはならないし、また何よりも、個人的な情動の動きを入れてはならない。イントネーション、選ばれた語、言い間違いまでもが繰り返される。「誰かが私のベッドに登った」って言って！　上手く定型の言い回しに近づくことができなかった場合、彼は私にこんな風に命令する。

最初は、これから繰り広げられるかもしれない想像的なものに向かう入り口だと思って喜んで受け入れていたのだが、時間とともに私は、彼が私に演じさせようとしている立場が別の性質を持っていることに気づく。クラスメイト／泥棒あるいは処罰される者や投獄された者の遊びのなかでは、一度探し求めていた正確な声の再生が私の口から発されるのを耳にすると、彼はエロティックな興奮を大いに示し、自閉症的な自己感覚沈潜への道を見つけ出すからだ。私、というより私の声は、そこから彼が享楽を手に入れる部分対象であり、それが機能しうる場所に私を繋ぎ留めようとする情熱の原因でもある。こうした享楽の一つの固定回路への固着は、自閉症に特徴的な不変性の面のうちの一つだ。[1]〔欲動〕融合を目指すサディスト的な欲動性の表面下では、実は、環境から特定の刺激を繰り返し手に入れるための強制に従う不変性について、もっと検討すべき享楽の回路が組織化されている。レーモンは同一化を基礎として私との関係を調整しているのではない。彼による私の使用は、実際には、付着性のメカニズムと連続しており、これと同じ性質を持っているのだ。つまりその延長線上にある。

模倣と同一化のあいだ――ノエ

ノエが十三ヶ月のとき、彼の頭を水に入れたことを原因とする憤怒痙攣――それによって彼の顔は「紫色」になった――が起きた。その結果、彼の両親は不安になった。彼らは、このいかなる器質的原因も見つからない発作性障害の始まりの日を書き留めていた。四歳のとき、自閉症的な様子の行動を幼稚園で指摘された。――永遠に水を容器に移し替え、クラスのなかをぐるぐると回る。休み時間に他の子どもたちに全く興味を示さないし、指示を聞かない。固定されたフランス窓と出くわすまでは、開くド

＊1　訳註　童話『三匹の熊』に登場する金髪の少女。

1　M. Joubert, « Temporalité et autisme; de l'immuabilité comme modalité défensive », *Journal de psychiatrie de l'enfant*, 46, 2, PUF, 2003, p. 435-454.

アというドアがすべて、彼が逃げ回ることを可能にする。動かないドアの前では、魅了されたかのようにじっとしている。だが彼の障害には情動的な次元がある。それは、彼の症状のこうした自閉症的な様子とは対照的だ。彼はつねに両親が迎えに来るのを待っている。――幼稚園のドアが開くやいなや、出口まで叫びながら走る。「パパ！」そして父親がいない場合には、気を揉みながら彼を待ちわびる。

彼はまた、癇癪を起こしたり興奮して飛び跳ねたりもする。ノエは私たちが理解できないことに熱中する。小さく叫び声をあげながら、何かを言う。「そいつを捕まえて！」彼の父親は私に、彼が自分自身を「おじいちゃん猫」という名で呼びながら、「シルベスター&トゥイーティー」のアニメを飽きることなく演じているのだ、と説明してくれた。実際彼は、父親と私の会話から単語を素早くキャッチし、これを彼の台本に組み込んでいく。認識可能な単語が浮かび上がって来る言語のなかで、現実に聞いた文章の断片を再現するかのように。彼がおうむ返し、すなわち模倣を繰り返しているように見えるとき、リズムと韻律は、彼の上に与えられた感情的なインパクトを示すかのようにつねに強調される。「ねえママ、それって……、ちがう！　かんっ……ぺき！　でね、七！　十五！　八！　やった！　ブラボー！」幼稚園の先生の命令を聞いているかのようだ。

初歩的な対話は成立するが、互いに向いている方向が違う。彼がセッションに持って来るレゴのピースを私が繋ぎ合わせるといつも、彼は鋭い口調で言う。「オーケー！」次いで、興奮の結果であるかのようにシルベスターとトゥイーティーが再び現れる。「つかまえっ！　こうげき！」私がピースを繋ぎ合わせ終わると、彼はこう締め括る。「ほら、できた！」彼の興奮の変化は、私たちの相互作用の展開に沿って起こる。荒々しい情動の表出（怒り、叫び）は、分離を象徴する経験に際して起こる。――対象同士を結びつけること／切り離すこと／互いに離れること。セッションの最後には、対象と結合し、もはや分離することができなくなったのは、彼自身であるかのようだった。涙、そして絶望。これらは、結びついたレゴのピースをばらしてもらうための〔単なる〕手段ではなかった。だが極めて特徴的なのは、彼がしばしば「ご機嫌」になり、これによって情動の嵐が突然止むということだ。ノエは、心的な一貫性を形成するまでにはいたらない、ある付着性を作動させたがっているように見える。心的一貫性は、形成されようとするたび、その試みに失敗する。だからこそ彼は、彼における別の要素が小児精神病の領域にある傍らで、[1] 自閉症的メカニズムに頼るのだ。しかし実は、セラピストを驚かせたのはとりわけ、彼の作動における混乱した側面だ。心理学的検査によって、知的発達に関わるリスクが確認されていた。

当初セッションは、お決まりのやり方で進行していた。私が彼を迎えに行くと、彼はオフィスに駆け込み、私の椅子によじ登る。私の椅子は回転することができる唯一の椅子だ。この行動によって彼は、幾分神秘的な反復するシークエンスを私に演じさせようとしているのだ。——くるくると椅子を回転させて、背中から地面に滑り落ちる。この遊びには予想外の展開が待っているのだが、この時点では私は、メリーゴーラウンドから落ちるなどの強い印象を与えるトラウマ的なシーンを、彼が繰り返したがっているのだと思っていた。次いで彼は、個人的な「箱」が収納されているキャビネットの方に向かう。自分のものでない箱を手に取るふりをして、私にこう言わせるために。「だめ、だめ、だめ！」そしてまるで私をからかっているかのように、笑いながらこの遊びを繰り返す。この遊びは、最初の断固とした「だめ！」を再現するためのものだ。同じく彼は、彼の箱に入っている小さなレゴをばらまき、私に怒っ

1　恐怖症のような不安についてなら、彼は一人称である「ぼく〔je〕」を使って否定的な形で表現することもできる。モンスターのフィギュアを持って彼は、次のように言う。「ぼくはこわくない。」

た口調でこう言わせる。「私の部屋をめちゃめちゃにしたのは誰なんだ?」このフレーズが彼を笑わせ、身体を揺すらせる。次いで、レゴを積み重ねて「お誕生日のキャンドル」を作り、火をつけて歌いながら吹き消す。「おたんじょうびおめっ……!」キャンドルだったものは、今度は、次の言葉を何度も繰り返す司会者のマイクになる。「れでぃーすあんどじぇんとるめーん!」

嬉々として配置された散乱物によって、彼の心の移ろいが具現化していく。あたかも彼を興奮させるシークエンスを次々に演じているかのように。彼の声の噴出は、私に模倣反応を引き起こす。彼が誰にともなく投げかけるちょっとした気まぐれを真似ようとしても、レーモンが演じるときとは反対に、私の介入は彼によって無視される。私が繰り返すおうむ返しは、虚空に吸い込まれる。彼の発声は私に向けられたものではないようだ。だが私は、彼がどんなに些細な私の動きにも注意を配っているということに気づいている。うっかり私が対象を触って音を立ててしまうと、彼は突然、動くのを止める。私の隣に来て(目を逸らしながら)、こう言う。「どうしたの?」しかし中断された後、彼が活動を再開しないということに気づいた。彼は箱に入った粘土に熱中し、粉々にする。私は彼が、完全な受動性を期待しているということを理解している。私が介入するとすぐに、つまり私が私の存在を示すとすぐに、彼は散らかしを再開するのをやめる。

セッションの最後、彼は中断を予測してこう言う。「よし、ノエ……」彼は私のお決まりのセリフを真似る。彼は片づけ始め、開けるふりをしてドアに走っていく。彼は私に「ちょ、ちょ、ちょっと待って!」と言わせたいのだ。これが彼を大いに楽しませる。以前のセッションで、私はこのようにして彼を止めたことがあり、それが彼を惹きつけ、驚かせた。したがってこの遊びは驚きを繰り返すとともに、再びそれを引き起こし、制御する快を伴う。転移対象が、移り気と引き裂きによる保護と封じ込めを保証されることで、溢れんばかりの興奮の源になっているということは明らかだ。非連続性と脱備給が、他者との繋がりとして確立されうるあらゆる思考内容を、そこで見張っている。

*

ある活動に対して突然無関心になり、別の活動の方を向くノエの能力、すなわち「穏やかな散らかし」の活動に備給するために対象や情動から脱備給する彼の能力は、ある日待合室に彼を探しに行ったとき、見事に現れた。彼の父親が、彼が食べるお菓子を彼に与える。彼がオフィスに駆け込もうとしたとき私は、セッションのあいだはお菓子を置いておくよう彼に頼もうと、彼を呼び止めた。しかし彼の父親が、いきなり彼の口から残りのお菓子を引きずり出してしまったので、私は自分が言おうとしたセリフを言い切ることができなかった。鼻面を根元から引っこ抜くかのような身振り。最初彼は打ちひしがれていたが、驚いたことに、散らかしや他のお決まりの活動をするために、突如として気持ちを切り替えたのだ。

しかし数回セッションをした後で、このシークエンスは、私と一緒に再演される事になる。今、彼は私に小さな機関車と貨車を持って来てくれたのだが、修理しておいた連結部がまた剝がれてきてしまった。深く考えることなく、私は彼の手からそれを受け取り、再びくっつけようとする。接着剤が乾くまで、私はそれを引き出しにしまっておく。すると、少し前に待合室で起こったのと同じ反応が起こる。彼は意気消沈し、打ちのめされる。私は自分が、彼の父親と同じ動きを演じていたことに気づく。彼からおもちゃを取り上げることで、私は彼に引っこ抜きの経験を強いたのだ。この反復に私は狼狽し、父親といるときと同じように、彼が「穏やかな散らかし」の活動に没頭することで突然落ち着いてしまったとき、どうしていいのか分からなかった。

私のなかで、一つの理論が生まれる。引っこ抜きによって引き起こされた苦痛を避けるために彼は、自分の思考や思考装置に向き合うための処理を行っているのではないか。敵を「パズルのように」ばらばらにする、『ハジキを持ったおじさんたち』の登場人物のように。散らかしの活動を助ける、対象からの荒々しい脱備給は、思考とそのまとまりに関係しているのだ。自分と結びつくものへの彼の関心と、自分と結びつきうる（つまり意味のある物語に自分をまとめあげようとする）あらゆるものからの即時の撤退、この矛盾した二つの運動の背後には、積極的な防衛が読み取れる。苦痛を伴う、避けがたい引っこ抜きの反復を引き起こすことでしか浮かび上がることができない思考に、逆らうための防衛だ。

そう考えてから私は、行動であろうと思考であろうと、自分が連続性を中断することに対して、もっと注意を向けることができるようになった。そして後のセッションで、「鼻面の修復」のようなものが起こる。その日のセッションの開始時に、私は彼に、おやつとして与えられたクレープを机の上に置いておくようお願いした。少し経つと彼はミニカーのタンクローリーをそっとクレープに近づけ、鼻先で触れているかのように正面から接触させた。そして大きな声でこう言った。「せんせいにさわってはいけません！」それが私を笑わせた。そもそも、幼稚園の先生は特別なテーマになりつつあった。別の日には、彼の父親が私を廊下で引き止めているとき、彼はぎこちなく私のセーターを引っ張りながらこう言った。「エプロンをきてよ、せんせい！」

模倣のプロセスからやって来るように見えるものは、実は同一化を経ている。転移の運動と幼稚園の先生の理想化が私の上に移動し、次いで逆転する。ノエは、一連の怒った命令に還元してしまった先生の威圧的な口調によって彼が言うことを、私にも繰り返し言わせて遊ぶ。内容はしばしば分からなかったが、目的と情動の強さは、言葉のなかに存在している。文字通り意味のない命令の、絶え間ない流れに耐えるのは、今や私の番なのだ。共有された情動を中心に組織化された言語コミュニケーションのこれらの「島々」から出発して、彼の言語は変化し、個人差を持っていく。これらの要素のあいだでは繋がりが形成されているが、他方で私は、ときに不意を突き、聞くのに時間のかかる言葉の噴出を把握するのに骨を折っている。そのうちのほんの一部しか繰り返すことができなくとも、ときどき私が理解することができれば、私たちのあいだにある、共通言語の回路を蘇らせることができる。

いずれにせよ、「一人でいられる能力」[1]がノエのなかで芽生え始める一方で私は、私の思考のなかに一人で留まることができている。目下彼は、一つの継続的な活動に静かに夢中になっている。このことは、表象のためのある装置を背景で作動させるための新しい能力が、彼のなかで芽生えたことを証言している。

付着性か同一化か

似たような症状から出発してはいるが、これら二人の子どもは実際には、大きく異なる思考様式を使用している。この違いはどこから来るのだろうか。ここで考慮される手掛かりは一つしかない。同一化

1　ウィニコットを参照。彼によれば、〈他のことで忙しい〉「大人の前で一人でいる能力」は、子どもの心的自立の重要な段階の目印となっている。

だ。レーモンにおいてそれは、自明のものではない。彼はこれを避けるための戦略を展開している。この戦略には、サディスト的な欲動性の見せかけの下で、対象を通過する複雑な回路を介して、情動を統合するための困難を調整することも含まれる。レーモンの遊びは、私のなかに痛みを引き起こすことを目的とするものであり、一種のサディスト的な享楽によって達せられる。こうやってはじめて彼は、同一化に関係しているように見える回路を機能させることに成功するのだ。つまり彼が私に体験させるものを通して、彼のなかで遮断されている体験について認識する。——痛みだ。それは、彼が作った歌のなかでも起こる。「脚を切られてー悲しいなー」、悲しみの情動は、機能喪失によって具現化する喪失の理念に、身体的な一貫性を与える。「脚を切られたらー、プールにゃ行けないなー」、プールは彼のお気に入りの学校行事の一つだ。痛みと喪失は、ここでは実質的に等価だ。だがしかし、本当に同一化が重要なのだろうか。

フロイトにおいてサディスト的な享楽とは、拷問する者によってなされる、対象に与えられた苦しみとのマゾヒスト的な同一化を前提としたものであるということを思い出す。しかしレーモンにおいては、この段階は重要ではない。彼のなかでサディズムは、別の仕方では上手く描くことができないようなある情動を創造し、それを認識するためのものである。「おばけライト」で私を燃やそうとする試みによって彼は、私のなかに、彼が認識しうる情動を創造しようとしているのであり、さらにはそれを使って、次の段階として、同一化を行おうとしているのだ。彼は私という媒介を通して、まるで模写のように、以前体験した興奮や享楽を再創造しようとしている。これらの興奮や享楽は、非常に正確に状況を反復することでしか得ることができない[1]。

ノエにおいては反対に、彼が私の回転椅子から展開していった遊びが証明しているように、同一化はすぐに探し当てることができる。治療の始め、彼が私の椅子に乗ってみたいと思ったとき、私はメリーゴーラウンドのように彼をゆっくりと回転させた。この最初の経験を彼は大いに喜び、同じことの繰り返しをねだった。そこで感じる快や笑いは、椅子の回転によって、眩暈のような感覚がもたらされるという事実と関連している。しかしそれだけではない。彼は欲動の反転を経験しているからだ。彼は椅子のなかでくるくる回転させて欲しいと思っているが、今やそう思っているのは、私なのだ。彼がこの新しい遊びのなかに快を見出しているということは、彼の興奮と笑いによって疑いの余地がない。すなわち彼は、私が以前、彼に受動的な仕方で引き起こした、うっとりさせる眩暈のような感覚を、今度は能動的な仕方で、私との同一化を通して追体験することができるのだ。私のものである椅子の回転運動は、現在のものであれ過去のものであれ、彼のものであれ私のものであれ、感覚的な印象と刺激の両方を活性化させるため、情動に結びついた記憶回路や、同一化のプロセスに結びついた記憶回路を作動させる。運動の効果はまず、身体のなかで感じられ、次いで、他者に課された経験のなかで、同一化によって蘇らせられる（欲動の二重の反転回路によって起こる）[2]。

彼が私の椅子に座り、私に回転させるのは、それが彼を喜ばせるからだ。彼は私が回転しているよう

1　ここには、つねに全く同じシークエンスを通過しなければならないという倒錯した快楽とともに作動するような、ある共同性が存在する。このことが、子どもたちが自閉症から出るときに現れる（そしてそこに身を落ち着ける可能性がある）倒錯した解決の頻発を説明しうるかもしれない。

2　フロイト「欲動と欲動運命」新宮一成訳『フロイト全集14』岩波書店、二〇一〇年。〔訳註　「欲動の二重の反転」は、「欲動と欲動運命」において言及された欲動の二つの方向転換を指す。自己自身への方向転換と能動性から受動性への転換が、合流したり同時に起こったりするとされる。〕

に見えるのを笑う。彼が私に課す運動は、彼に私の代わりに椅子の上にいることの快を再発見させ、私に彼を回転させることを可能にする。彼は私が彼と同じ快を持っていることを期待しているかもしれないが、私の快の反応についての妥当性を彼がチェックすると、この回路は閉じてしまう。この基本的な相互作用の回路において、欲動の反転の連続は、能動から受動へ、彼から私へ、そしてその反対へと連鎖し、情動を帯びた思考の形成を開始する。同一化の過程は、リビドー備給の運動に伴われる。エロスの波の上をサーフするのだ。だがレーモンはというと、この〔ノエの〕遊びを楽しむことができない。

しかし一方でノエは、わずかな侵入を恐れて、自分の思考装置を分散させ、細かく砕いてしまう。このことは私に、アンドレ・グリーン[1]が興奮とその放散について語っていたことを思い起こさせる。拘束は、初期の心的活動の形式(「初期過程の表れになる以前の、欲動のモンタージュの基本的特性」)である。これに対して脱拘束は、非常に早期のメカニズムに関わるものであり、対象から応答が拒絶されるたびに活性化する。脱拘束は思考の混乱や意味の喪失をもって、こうした拒絶に対抗しているのだ。赤ん坊と彼の対象との交流における、あるいはその交流によって生じる可塑性や相互調整は、通常、一次的な寄る辺なさの乗り越えを可能にし、その結果ナルシシズムを編成する。[2]だが、ノエと彼の両親との非常に独特な関係はというと、欲動性と心的連続性を考慮に入れないことをまさに特色としている。彼にとって意味を欠いたままになっている現実のなか、彼はつねに干渉による侵入を受けている。そして対象との関係は永続的に、この脱錯覚によって特徴づけられているように見える。

レーモンの方は、これとは反対だ。彼が同一化のメカニズムに支えられているのは、連続を耐えうるような心的な基盤を彼が構築するという不可能性を、付着性によって回避することを通してである。だが彼において、付着性はしょっちゅう遮られてもいる。付着性を使っても、思考の形態や内容の展開に適した心的連続性を確立するのに、彼は失敗してしまうのだ。私の夢想の能力に支えられてはじめて、彼は想像上のシナリオを整理することができる。彼は私を介しての演出の方向づけによって、あるいは私の思考によって、守られながらシナリオを展開しなければならない。非連続性は、対象による一種の思考奪取から自らを守るための機能を目的としてもいるからだ。彼は完全に私を固定し、もし私が動いたり話したりすれば抗議する。あるいは活動を中断し、変更する。私におけるあらゆる運動が、彼において切断を喚起する。彼から離れてしまいたい、うんざりだと言ってしまいたい、そしてぼんやりと夢想を展開したい、という私の内的な困難を乗り越えてはじめて、彼のなかである物語が形になり始める。だが彼にそうしてもらうために私は、その物語の意味を理解したいという誘惑を制止しなければならない。これこそが、子どもたちへの治療における大きな困難のうちの一つである、逆転移だ。この瞬間において彼らが私たちに強いる耐えがたい受動的な立場は、私たちのなかで、不動化と生き生きとした力の喪失という幻想を活性化させる。分析家は、無限のように感じられる持続や待機を耐えることができなければならない。一次マゾヒズムがここで直接的に刺激される。マゾヒズムは、その〔欲動〕融合の機能によって、治癒のダイナミクスにおいて決定的な役割を果たしているのだ。[3]

---

1 A. Green, *La clinique contemporaine*, Ithaque, 2012, p. 133.

2 R. Roussillon, *Formes primaires de la symbolisation*, Dunod, 2014.

3 そもそも彼が私に強く夢想である。

付着同一性／身体的同一化、それは緊張状態にある対なのか？

一九三八年のメモにおいてフロイトは、心的作動のいくつかの前提における、非常に早い時期の同一化の重要性について予見している。[1] 同一化は、感覚能力や基本的な知覚に結びついている。――声、リズム、音楽性、匂いや身体に対する刺激。しかしながら彼は、知覚が始まりなのではなく、快／不快が共示するさまざまな対象に帰属することこそが始まりであることを明示している。そして原同一化、すなわち身体的体験を含む同一化の萌芽は、知覚的な体験が幻覚的な体験のなかに組み込まれているような心的状態に一致する。人物と世界は、分かたれていないないだけでない。子どもの精神によって創造されたただ一つのものであり、同じものである。[2] しかしながらフロイトは、対象の喪失を通じて対象からの分離を経るような、ある時点における体制の変更が必要であることを強調する。[3]「乳房は私の一部であり、私は乳房だ。後になってようやく、私は乳房を持っている、と言うことができる。私は乳房ではない。[*1]」したがって最初の時期には、知覚や経験、情動や感覚能力、それぞれの連合や連結が対象を「同一化」するが、それは、対象からのある種の引き剝がしが対象を構成するようになるまでである。同一化のための対象との線引きが象徴化の運動にベクトルを与えうるのは、この線引きが逆説的に、対象を「創造」する分離を伴っているからだ。知覚と、言語のなかに捕えられた体験とを結び合わせるのと同じようにして、知覚を相互に結び合わせる。――こうした操作が、レーモンにこれほどまでに欠けているもの〔＝原同一化とその後の一次同一化〕を可能にしている。

＊

レーモンとノエの心的組織化の比較は、付着同一性がその目的を超えてしまうと、原同一化に対する障害になるのではないかということに思いいたらせる。あるいはまた、付着同一性のしなやかな作動は、原同一化との弁証法的緊張を通して自らを確立することを前提としているのではないか、とも。ところが自閉症の子どもは、部分対象の表面のうち特定の側面にばかり繋ぎ止められているため、自我が構造化されている方へ彼を巻き込もうとする引き剝がしの痛みを、最小限に抑えることができない。そして当然のことながら、一次過程の特徴である、「帰属」についての判断とされる心的操作に接続することは、彼にとって尚更難しい。これは、飲み込む／吐き出すことによって、自分自身から〔吐き出され〕切り[2]

1　「子どもは同一化によって対象との関係を自ら表現する。私は対象だ。」〔訳註　フロイト「成果、着想、問題」高田珠樹訳『フロイト全集22』岩波書店、二〇〇七年、二八三頁。〕

2　こうした発想はピエラ・オラニエの「ピクトグラム」に見ることができる。満たすことを欲する乳首を、口いっぱいに咥えた飢えた口。この満ち足りた結合から生まれた、いくつかの記号のスケッチ。ここで重要なのは、幻想によって生まれたイメージではなく、自己生成の論理（オリジナルなものの痕跡）に則りながら「対象－部分間の補完的な接合」を創造した、という幻覚的な経験である。Cf. *La violence de l'interprétation*, PUF, « le fil rouge », 1975.

3　この決定的瞬間は、ラカンの鏡像段階と関連しうる。生きた身体のかさばりと、鏡のなかで二重になる全体的な知覚を感じつつ、さらに、ばらばらなものとして知覚された対象について考慮するということを、同一の運動のなかで行う経験。この経験は、始原世界との肉的融合の取り返しのつかない喪失を引き起こすが、これと引き換えに子どもは、表象の世界に入っていく。

＊1　訳註　フロイト「成果、着想、問題」前掲書、二八三頁。

離された世界――あるいは私たちが〔飲み込んで〕自分自身と同一化することのできる世界――の存在を象徴化することができるようになるための操作である。

だが反対にノエは、精神の連続性の最低限の状態を確立することを可能にする付着同一性を作動させることができないために、原同一化が、対象の「誕生」と関連する一次同一化を構成することもできないことを示した。この場合、当然、対象にはその物質性という手掛かりがあったとしても、その特異性、他性は本当の意味では理解されないし、自我に対する異質性という特徴は否認されたままとなる。付着性が非連続性よりも連続性の展開を促進することで、表象器官の創始が可能となる。記憶に蓄積されたイメージは、肉のようなもの、「接触面のこま切れ」であるとローランス・カーンは言う[1]。しかし反対に、運動に関する子どもの多種多様な経験は、付着性のこうした論理とは全く異なる欲動論理に従う、原同一化の基礎を準備する。原同一化は、母親の陰性幻覚と結びついたフレーミング構造〔structure encadrante〕[2]とグリーンが呼んだものを背景に確立される。これは、表象の空間が展開されるための必要条件である。〔付着同一性と原同一化という〕二つの過程が相補的なのは明らかである。――両者は反目し合うのみならず、ダイナミックな仕方で結びつき合わなければならない。両者の分節はおそらく、ジュヌヴィエーヴ・アーグが「背もたれ越しの視線の相互浸透」という語で記述した経験のような、自己についての初期感覚を経験することを可能にする。彼女が描写したこの経験は、自我を「ひと塊で捉えること」や、それまでは表面でしかなかった〔自己の〕まとまりにおける、奥行きの出現を可能にする。

身体、運動、思考

乳児の模倣能力の神経学的基盤、特に、前述した「ミラーニューロン」が発見されたことで、その模倣能力のみに基づいて、乳児とその周囲の人々とのあいだの交流を説明したいと考える著者たちもいるだろう。そのようにして彼らは、純粋に機械論的な観点から、神経心理学的組織のモデルを構築しようとしているのだ。乳児とその周囲の人々とのあいだの初期のコミュニケーションが、厳密には、大脳皮質下の神経回路を経由しないということは、〔人間という〕種《しゅ》に関連してのことなのだろうか。[3] たとえ模倣が、乳児の精神の基礎を創設するにあたって、何らかの役割を担っているとしても、模倣だけでは、

＊2 (59頁) 訳註 フロイト「否定」石田雄一訳『フロイト全集19』岩波書店、二〇一〇年参照。フロイトはある事物がある特性を有するか否かを決める判断と、ある表象について、それに対応するものが現実に存在するか否かを決める判断とを区別している。前者は「帰属」についての判断、後者は「存在」についての判断とそれぞれ呼ばれる。前者は主体にとって有益か有害かが問題となり、後者は表象が内部にのみ存在するのか、あるいは外部にも存在し、それゆえ自分のものとして手に入れることが可能かどうかが問題となる。

1 L. Kahn, *L'écoute de l'analyste. De l'acte à la forme*, PUF, « le fil rouge », 2012.

2 A. Green, *Narcissisme primaire, structure ou état?*, les Éditions de Minuit, 1966.

3 C. Trevarthen, *Le bébé en psychanalyse*, PUF, 2014.〔訳註 トレヴァーセンによれば、生後すぐから赤ん坊は周囲の人々や環境に応じる動きを示すが、この段階ではまだ、大脳皮質や小脳は情報交換が可能なほどの発達にはいたっていないという。新生児たちは周囲と、神経回路ではなく身体を介して音楽的に交流しているとされる。〕

子どもの情動および認知的発達を保証するのには、明らかに十分ではない。誰かのために何かをしようとしているわけではなく、子ども自身が新しく何かを発明しているわけでもなく、同じことの純粋な反復として想像されるべきなのだ。

そうではなく、私たちが見ているのは、世界に向けられた彼の創造性の強度そのものだ。発見の喜びの強さ、あるいは、彼自身による創作物を前にした、世界への驚き。加えて彼が満足をはっきりと示すのは、思いがけない発見や彼の発明が、彼の周りの人々によって受け取られ反応をもらうとき、すなわち出会いや発明が受け入れられたときである。受け入れられた反応が返って来ることで、リビドーの負荷や備給が、意味を持って伝わる。そしてこの反応が返って来るときにこそ対象は、負荷や備給を子どもたちに示すのである。当然、この回路は充実し、発展し、拡大し、創意工夫を刺激することを目指す。対象からの備給（さらには、自らの早期の体験が再活性化されたという事実）によって、このとき乳児は、彼に気を配る大人たちの奥底にある、同一化の運動に遭遇する。こうした同一化の運動に対して彼は、彼自身を同一化することができるようになる。対象備給と同一化は「おそらく区別することができない」ということを、フロイトは仄めかす。[1]

すでに『草案』[*1]のなかでフロイトは、精神が徐々に組織化されていく際の、身体的運動と同一化の傾向を結びつけていた。「その手の動きは、主体のうちで、自身の印象の記憶と交差するだろう……。彼自身の身体から来る類似のものたちを、すなわち他者のなかで自分自身であるものを認識する（ように彼を仕向ける）。」こうした同一化の早期の側面は、身体的体験、特に運動に関連した身体的体験から出発して創始される。加えて、一九一三年、[*2]「狼男」[*3]の黄色い縞模様の蝶の羽ばたきへの恐怖症から喚起されて、フロイトは、動く形態を選び取って引きつけられる子どもたちの注意がどれほど大きいかを、さらに、こうした動き続ける形態と関連した多数の繋がりに関するアナロジーによって、子どもたちの注意がどのように確立されるのかを力説する。これらの繋がりは、運動の最中である身体、あるいは運動に従っている身体の体験を通過することで確立される。すなわち、子どもが蝶になり、その蝶の動きが彼を驚かせる。まるで彼が蝶になったことを、身体を通じて感じているかのように。同一化は、子どもの意志の外部にある、運動における感情の交差によってなされるのであり、この交差は、彼に激しい恐怖と感嘆との混合を引き起こす。[2] ここで理想という範疇が、最重要の源泉のうちの一つ、すなわち最初の事後性のうちの一つを見出すことに留意しよう。つまり後になって、最初の対象と繋がったときの驚きを再活性化させ、この驚きを再創造する力を持つであろう理想化である。

そもそも、運動と繋がったこれらの原初的な同一化を媒介としてこそ、芸術作品が伝える心の動きを

1　フロイト「快原理の彼岸」須藤訓任訳『フロイト全集17』岩波書店、二〇〇六年。〔訳註　実際には以下か。「個人の原始的な口唇期においては、対象備給と同一化はおそらく区別不可能な状態にある。」フロイト「自我とエス」道籏泰三訳『フロイト全集18』岩波書店、二〇〇七年、二四頁。〕

＊1　訳註「その人間の手の動きの知覚は、主体のうちで自分の身体についての自身のきわめてよく似た視覚的印象の想起に的中するだろう。この視覚的印象には、自分自身で体験した動きの想起が連合しているのであるが、対象のさらに他の知覚は、例えば対象が叫んだ場合、自分が叫んだことの想起を、それと共に自身の痛みの体験の想起を呼び起こすだろう。」フロイト「心理学草案」総田純次訳『フロイト全集3』岩波書店、二〇一〇年、四四頁。

＊2　訳註　一九一四年か。

＊3　訳註　フロイト「ある幼児期神経症の病歴より「狼男」」須藤訓任訳『フロイト全集14』岩波書店、二〇一〇年。

2　ここで、太古の昔から儀式的トランス状態における習慣となっている、動物への変容現象を思い起こしてみよう。(J. Clottes, D. Lewis-Williams, *Les chamanes de la préhistoire*, le seuil, 1996).

理解することができるのだ。紀元前六世紀のギリシアの彫刻家が、二千五百年後に私たちの心を動かすことになる、運動を模った小さな馬を作る。彼は粘土を捏ねながらまず、馬がこの動きをしているのを見たときの彼の心の動きを見出そうとした。印象に残った動物の力強さと優美さ、それを見て感じた恐怖と魅惑が混ぜ合わさってできた何かは、このようにして、塑像の動作によって私たちのなかで復元される。彼の緻密さと志向性は、この動物のまばゆいばかりの力を捉えており、彼の心の動きを再現することで私たちは、それを自分のものにする。

*

欲動の嵐が収まる穏やかな目覚めの瞬間、乳児は自らを取り巻く世界を、夢中になって理解するようになる。ただし条件がある。――世界を揺るがす運動が、彼がその変貌を把握できるくらい、十分ゆっくりと落ち着いた状態であり続けること。あまりにも急激に変化する環境、不安定すぎる環境は、精神の組織化にとっては使いものにならないような興奮の源でしかない。しかしながら、世界の穏やかな探索は、欲動のレベルにおいては中立的なものではない。なぜならリビドーに支えられ、発見の快を基礎とすることで探索は、驚きと好奇心が混ざり合った情動によって生き生きとし、心の動きにおいて知覚を身体のなかに捉えることを可能にするからだ。赤ん坊は最初はまだ、そのようなもの（彼らの手、彼らの足）として認識されていない自らの身体の一部であるような対象が、行ったり来たりする様子や、消えたり現れたりする様子、さらには形を変えたり片方とぴったり一致したりする様子に好奇心をそそられて、目で追おうとする。彼らは非常に早い時期から、彼らの意図と、彼らの手足の動き、さらには彼らの身体を使って接近することができる対象の動きとのあいだにある対応関係を、音のレベルにおけるものも含め、確立する。リズミカルにじたばたする動き（自転車をこぐような動作、突然背中を縮めて床でバウンドする動作）は、子どもによって捉えられた強い快の表れである。[1] この快は、性化され、またリビドー化されてはいるが、厳密には、身体の特定の性感帯の作動を介してではなく、筋肉の動きや運動性の漸次的な制御や、遊びの予測可能性の出現を介して生じるものである。彼が備給する対象の、消えること／再び現れること／連続的に変化することに関する遊び。同一化はしたがって、運動についての知覚――たとえそれが視覚以外の感覚領域、たとえば音や動きから来るものであったとしても――を通して、身体的なレベルで直接情動を感じることによって、可能となる。

　他方で、乳幼児たちが世界を発見するということは明白に、非常に驚くべきことである。とりわけ、彼らが生み出すあらゆる恐ろしい幻想と矛盾しているということに、大人たちは心を揺さぶられる。だがここには誤解があるということを、心に留めておかねばならない。なぜならこの驚きは、世界についての美しさの感覚から来るものだけではないからだ。子どもが驚くのは、この美しさが彼自身の創造物であるからだ。彼が発見し、驚き、探索するこの世界は、彼自身が創造したものとして体験される。彼が自分にもたらす満足感でさえ、彼自身から生まれているように見えるのだ。この錯覚は必要かつ不可欠なものだ。[2] 彼がそこから得る快は、彼の発達のために不可欠な自我の備給に関わるリビドー回路を涵養する。またこの回路は、今後の自信――世界を変容させ、これを自分のものにする能力が自分

1　一部の著者（たとえばジュヌヴィエーヴ・アーグ）は、これらのリズミカルな運動について、形態知覚を組織化するような、運動イメージと可塑的表現の母体《マトリクス》であると捉える。

にはあると思うこと――のためにも、不可欠のものである。

子どもと両親とのあいだで形成されるやり取りのループは、子どもの生命力と快によって生成されるナルシシスティックな回路によって、強烈に育まれ、自己創造についての錯覚、つまり自らと世界が自己生成されているという錯覚を支える。この円環は、幻覚的活動（幻覚的満足）を背景とした自体愛の確立や、空間化された表象における幻想の構築を、〔子どもと両親との〕共同で行う。こうした探索活動は同時に、子どもの運動性が活発なある世界と、後に忘れ去られる事になるもう一つの世界との、漸次的な分化を伴うものである。

こうした穏やかな探索のなかで乳児は、ある仮説を検証する。視覚、触覚、口唇などのさまざまな感覚能力のなかで形態や質感を比較し、あるいは一致させようとする。対象を口に入れることで知覚された形態は、その操作によって喚起された感覚と結びつくと同時に、視覚による探索と比較される。対象を口唇で探索することが、換喩による連結やずらしを可能にする。[1] こうした連結やずらしの能力は、同一化のメカニズムへの接続を背景とするものである。彼の身体は、両親という対象との比較によって性を帯びるという点で、ある領域に直接的に捕らえられているのだが、空間化された表象は、この領域とはまた別の領域で組織される。

さらに後で、運動を統合する語彙を中心として、意味が組織される。言語の欲動的基盤のこうした特殊性は、心的作動において重要な役割を担い続けうる。ボトルの口を開けたいノエがこう言うのを、私たちは聞くことがある。「ドアをあけて！」彼がして欲しいのは、ドアを開けるようにしてボトルの口を開けてもらうことだ。欲望に対する対象からの抵抗を受けて生じた言語は、欲望の実現を引き起こすとされる（魔術的思考）。語はここでは行動‐語（mot-action）であり、また一般的な語でもあり、意味の担い手として、運動そのものに与えられた重要性を体現している。

重ねることで等価性を生じさせるこうした関連づけの作業は、感覚能力や運動性に関する経験を、情動的な文脈や一次対象への満足と一致させることを可能にする。またこうした関連づけの作業が、比較、類比、差異あるいは不測の事態についての探知を引き起こすことで、認知の作動を育む。知覚神経と情動的なもののあいだ、異なる知覚様式のあいだ、あるいは同調によってリズミカルに動くこととずれることのあいだ。こうしたもののあいだにある諸要素だけが、繋がりや差異についての探知を強固にすることができる。

＊

したがって心的生の初期においては、同時的な知覚同士、あるいは知覚神経的、身体的、情動的[2]といった異なる性質同士を結びつける強烈な作業が、未だ非言語的であるような思考を、表象内容を使って涵養していると言える。こうしたいわゆる「共感覚的」な知覚と、これに由来する思考のタイプが優勢

---

2 （65頁）「母親が「ほどよい」状態のとき、小さな子どもの要求に対する母親の順応によって、子どもに、外的現実が存在するという錯覚が与えられる。この錯覚が、創造するための能力を彼に引き起こす。」（D. W. Winnicott [1971], *Jeu et réalité*, Gallimard, 1975, p. 22.）〔ウィニコット『遊ぶことと現実』橋本雅雄、大矢泰士訳、岩崎学術出版社、二〇一五年、一五頁。〕

1 M. Joubert, « Thérapie psychanalytique individuelle dans un dispositif de secteur », *Autisme et secteur de psychiatrie infanto-juvénile*, PUF, 2012, p. 219.

2 神経学的成熟と同じ原理に従うものではあるが。

になることがある。たとえばアスペルガー型の自閉症だ。このようにしてダニエル・タメットは、自らの意識のなかに現れる視覚的形態が高速で継起していくことのみによって、大きな数字を「計算」する。「私はずっと前から共感覚的な宇宙で生きてきたので、意識的に努力しなくても頭のなかで大きな数字を操作し、計算する能力を身につけて育った。」[1] しかしこれは本当に計算と言えるのだろうか？ そして彼の頭のなかで、一体何が計算を行っているのだろうか？ なぜなら解は自然発生的に、視覚的形態で現れるからだ。「冪《べき》乗計算のそれぞれの結果は、視覚化された特別な形態で生まれる。」あるいは、「ある数字を別の数字で割ると、歪んだ同心円になって下に広がっていく螺旋が見える。」そしてこの活動には見返りとして、それを養う美的快感が伴う。「私の頭のなかでは、（代数系による）正方形はつねに対称的な形をしているため、特に美しい。」しかしジェレミーと同じように、彼においてこのような形態を使った遊びが可能であるのは、これらの形態が変化したり動いたりするにもかかわらず、生気のないものであるからだ、という点に留意しなければならない。それらは固有の生命を持たない。失活しているので、自閉症的精神にとって危険がない。

身体と形態

それぞれの理念に適合した精神的形態
というものが存在する。
ヘンリー・ムーア

身体的同一化のもう一つの側面は、形態の産出との関係にある。運動や構造として知覚され、対象の世界から生まれる運動や構造と関連しながら、身体のなかで直接体験される身体的同一化は、異なる感覚能力や五感同士を、フックするように結びつけていく。視覚、嗅覚、聴覚だけでなく、筋肉感覚による体験や、（たとえば消化器系や心臓系といった）器官的機能による体験。こうした体験の組み合わせや集合は、運動性の繋がりによって、形態の産出にいたる。いくつかのニューロンには、いくつかの基本的形態、特に交差する×のような象徴以前の記号に対し、選択的に反応する能力が誕生以前から刻み込まれている。[2] 新生児は、対象の世界との関係において、自身が生まれる以前から存在しているものを起点にして、まさしく、建築家の仕事に従事しなければならない。骨格の連結、骨組みや構造の建築、形態の連鎖。三次元的に組織されたものはまだ何もないとはいえ、[3] これらの形態によって人間の乳児は、

1　D. Tammet, *Embrasser le ciel, les arènes*, 2009, p. 73.〔訳註　書名は正しくはD. Tammet, *Embrasser le ciel immense: le cerveau des génies*, Les Arènes Editions, 2009.（『天才が語る――サヴァン、アスペルガー、共感覚の世界』古屋美登里訳、講談社、二〇一一年。）だが、同じ著者による*Je suis né un jour bleu: à l'interieur du cerveau extraordinaire d'un savant autiste*, Les Arènes Editions, 2007.（『ぼくには数字が風景に見える』古屋美登里訳、講談社、二〇一四年）の最初の章にこれらの引用に該当する内容が記されている。〕

2　誕生のときから、いくつかの感覚ニューロンは、垂直的交差、すなわちアルファベットのXやT、ギリシア文字のΛなどの特定の形態の集合に対し、選択的な感度を持っている（cf. le cours de J.-P. Changeux au Collège de France, 1999）。これらの知覚の基本要素は、特に上手く適合する象徴的ネットワークのなかに、精神によってかなり早い時期に統合される。このとき二本の線の交差は、（完全な一致が満足感をもたらす、口唇と乳首の強烈に情動的なそれのような）接合を表すものとして知覚される可能性を持っている。神経システムによって選択的に探知されることで、基本的形態は、空間を構造化しまた組織化することを可能にするのみならず、反対の形態――すなわち離接〔dis-jonction〕、解離〔dis-sociation〕、分離――についての形態的表現の可能性を切り開く。

構成主義的芸術家になる。

ローツィ乳児院に関する経験から出発して、アルベルト・コニチェキスとジュリアンナ・バモス[*1]は、同一化の早期の面が、運動性において確立されるという仮説を立てる。乳児は自らの運動性やリズム性、運動そのものの実行に結びついた「形態の流れ」を創造する。自らの活動への目覚めのなかで、彼は世界を創造する。手を使って遊ぶことで子どもは、（ジュヌヴィエーヴ・アーグによって使用された用語法で言うなら）[1]身体内同一化としても組織される、感覚やかさばり、さらには対象への原同一化をもたらす感覚運動野のイメージを創造する。感覚的な流れのなかで形態を構築することは、後の象徴化能力の基礎となる。私たちはここで、ルネ・トム[*2]と意見を共にしながら、子どもが運動性と感性を機能させることで、連続的経験を基礎に、せり出し〔saillances〕を創造すると言うことができるだろう。[2]そうすることで、緊張し始めたり組織化が始まったりしつつあるような空間と空間のあいだに境界が創設され、精神が思考の道へと追い立てられる。

＊

形態を生み出す精神の能力は、素材や空間に結びついた身体的体験に特化した、現代アーティストたちによる探究を支えている。たとえばアントワーヌ・ペヴスナーは、四次元や五次元の世界を、私たちの通常の三次元空間で知覚できるようにしようとする。エドゥアルド・チリーダは、密度の高い素材の積み木を使って、ニコラ・ド・スタールが絵画に求めたような緊張感——色／形態の対立——を実現させようとする。そのようにして自然の象形文字による表現を、直接鑑賞者のなかに呼び覚ますのである。

これらのアーティストたちの作品は、ゲシュタルトのような形態知覚に関する領域からやって来るわけではない。たとえば、その知覚が乳幼児にとって感情的な意味を持つとスピッツ[3]が指摘する「額−鼻」について考えてみよう。ここでは、存在の判断[4]に根本的に立ち返らせるような既知の形態についての認識ではなく、作品の知覚によって直接身体のなかで呼び覚まされる体験に結びついた、原型表現が問題となる。

---

3 （69頁）建築家ポール・アンドリューは、いかにして彼が、ときにある設計における各面を、集合として同時に「見る」かを説く（Congrès des psychanalystes de langue française, 2016）、「その世界においては、まるで直線が曲線のようだ」。

＊1 訳註 A. Konicheckis, J. Vamos, « Être en mouvement. Les fonctions psychiques du mouvement éclairées par les enfants de l'institut Pikler-Lóczy », *Le bébé en psychanalyse*, PUF, « Monographies et débats de psychanalyse », 2014.

1 G. Haag, « Contribution à la compréhension des identifications en jeu dans le moi corporel », *Journal de psychanalyse de l'enfant*, op. cit.

＊2 訳註 ルネ・トムは初期の自我にとっての経験を、「せり出し」という語によって語ろうとする。これは連続性における非連続性の経験であり、たとえば沈黙によって流れる時間を、雑音で途切れさせることで、自我にとっての経験を創始するものである。（René Thom, Saillance et prégnance, *L'inconscient et la science*, Dunod, 1991.）本書第5章でも再び参照される。

2 グリーンは、フロイトにとって知覚とは、知覚装置による注意や備給に結びついた、知覚できる状態にあるために必要な刺激であり、能動的なメカニズムであることを指摘した。

3 R. A. Spitz, *De la naissance à la parole. La première année de la vie* (1965), PUF, 1968.

4 フロイト「マゾヒズムの経済論的問題」本間直樹訳『フロイト全集18』二〇〇七年。〔訳註 判断については「否定」で論じられている。本書六一頁＊2参照。この箇所では外部に対象が実際にあるかについての判断を指す。〕

この点で私たちの興味を引くのが、アメリカのアーティスト、リチャード・セラの作品である。セラは、観客の身体を直接、重量感のあるオブジェの粗い材質、つまり重苦しくざらざらした物質性に晒す。そのようにして彼は、まとまろうとする知覚（特に前庭器官に関連するもの）を空回りさせてしまう。そして彼は、材質との真の対決のなかで私たちに、原初的な身体感覚を体験させようとする。ビルバオ・グッゲンハイム美術館に展示されている記念碑的な作品「トーラスと球体のあいだ〔*Betwixt the Torus and the Sphere*〕」もそうだ。並べて置かれた巨大な板金から構成されているが、その曲線は、異なる幾何学的性質（球体の一部、トーラスの一部）に由来する。ハーバート・ジョージの批評によると[*1]、私たちは、作品の外側から不安定な外側の表面を見つめて満足するだけでなく、「この巨大な通路の奥深くに入り込み、一種の身体的／運動感覚的な旅をしなければならない」。ゆっくりと揺れ、震える巨大な金属の板の塊に抱かれ、観客は、「この暗い通路を通り抜けながら、身体の平衡感覚を失い、うねり、膨張し、収縮する表面の連続に直面していることに気づく。それらの形態は、私たちの空間を押し、引っ張り、ねじり……表面の傾きに沿って私たちが動くよう扇動する。このようにして私たちは、原初的で内臓的な感覚、すなわち私たちの存在の基底まで感じられるような感覚を経験する。」このようにしてセラは、心的防衛のみならず、無秩序な感覚から自らを保護するために、神経学的装置それ自体によって構築された防御手段までもを圧倒する体験へと、私たちを導いていく。フロイトは言った。自我とはつねに私の身体であると……。

形態の言語

人間の赤ちゃんは形態の創造主だ。自らの運動と世界を触発する運動とのあいだで行われる対話のなかで、この創造の作業が実現される。この作業は、運動性、運動に関わる行動についての記憶痕跡の再現、および作業の実現に関する運動図式の組織化の上に成り立つ。形態の特徴はその展性にある。すなわち、形態は変化しうる。そのため、言語に引き継がれた論理的操作を含む、あらゆる種類の精神的操作を許容する。[1]

（運動と結びつき、身体的体験に囚われている）これらの形態を使って、子どもは、繰り返されることで記憶される、論理的構造、音の構成、一連の筋肉の動きを創造する。身体的運動とそれに結びついた情動によって、自らの神経回路を開き、可塑的でリズミカルな表現を生成しながら。運動についてのイメージは、代わって、形態についての知覚を集め、それらに一貫性を与え、両親とのあいだで交わされる、声／言葉を用いた、情動の交換のなかにそれらを留めておくことを可能にする。「感覚の黎明期に

＊1　訳註　Herbert George, *Leçon de sculpture: Guide d'observation*, Phaidon France, 2014.（*The Elements of Sculpture:* A viewer's guide, Phaidon Press, 2014.）

1　たとえば、アナロジー〔analogie〕は、二つの異なるものを同じ「ロゴス logos」、すなわち同じ語において融合させることを可能にする操作である。また、アナモルフォーズ〔anamorphose〕、デフォルメ〔déformation〕は、視線の連続性を維持する視覚的遊びに応じたものである。変身〔métamorphose〕とは形態の変化であり、アモルファス〔amorphe〕とは形を持たないということだ。これは、睡眠を誘発する神モルフェウス〔Morphée〕が、夢のなかでそれぞれの人物の形を取る、多様な形をした〔polymorphe〕神であるということに反してはいるが。

はまだ具象は存在しないが、すでに、象徴化するためのリズムは存在する」と、ローランス・カーンは書いている。この一次象徴化の作業こそが、精神が利用できる位置に出来事を浮上させる。そして、この作業においては、偶然性とリズムが重要な役割を果たしている。ところで、ローランス・カーンが運動図式と同一化を結びつけるのは、運動図式が痕跡を辿る能力を持っているからだ。[1] 他方フロイトはというと、『草案』において、ある乳児の例を挙げている。[*1] 正面から見える乳房を探していたのに、乳房が横から現れてしまったとき、赤ちゃんは、古い運動痕跡に再備給する。これによって彼は、頭を反対側に向ける運動を行うことで、正面から見える乳房の知覚を獲得することができる。これらの観念運動図式には、論理的な連続性を有し、暗黙の因果関係に従って秩序立てられていなければならないような、時間性が内在している。運動図式が望んだ形式になるまでには、試行錯誤の調整実験が必要となるが、乳児の調子が良いときには、運動図式は急速に多次元的に秩序立てられる。四つの時間-空間的次元に加え、他の多くの次元が、子どもと世界との関係を豊穣化し、また複雑化する。たとえば情動は、色づけられた心的体験という特殊な次元をもたらす。

　運動イメージにおける記憶痕跡への再備給は、原同一化に複雑なレベルを付け加える。自らのなかに形態の効果を再認識することで、自らと同じような心の動きを他の人々にも認める。運動イメージは、他人に知覚されたそれと主体に知覚されたそれとを結合させることを可能にし、運動痕跡の再活性化は、私たちが運動イメージを追体験することを可能にする。食べ物を食べさせるために、口を開けてくれるよう私たちが赤ちゃんを説得したいとき、説得する側も口を開けざるをえなくなるのは、これと同じメカニズムによる。こうした運動は、同一化と運動痕跡に支えられたものであり、不随意に私たちに課せられているものである。原同一化は、したがって、世界の探索に関する記憶／運動痕跡を基礎としている。自閉症の子どもにとっての困難は、この回路を作動させることができず、無意味な形態、すなわち意味の訪れを待っている反復的な形態を作り出すことに拘束されることにある。

*

その証として、自閉症の子どもたちはしばしば自らの身体を使って、奇妙な形態、あるいは形態の連鎖を制作する。部屋の隅から隅への移動、付けた道筋、追っかけ運動や常同行動などから生み出される反復的な形態だ。あるいはそれらの運動によって、同一の嗅覚的形態や音の形態を作り出していると言ってもいいかもしれない。これらの形態は私たちにとって、しばしば謎に満ちたものだ。どんな意味を持っているのだろう？　私たちに向けられているのだろうか？　そこには萌芽的で身体的な言語が書き込まれているのだろうか？　私たちが彼に差し出している空間と身体に関する体験の特殊性に返答しようとする、形態の言語？　もちろん私たちがこれらの形態を、セッションのなかで、転移を含む連想ネットワークに結びつけることで、子どもが意味を回復することもありうる。そうであったとしても私たちは、知らない外国語のように、これらを体系的に解読する必要があると考えるべきなのだろうか？　私たちに宛てられているかのような意味を与えるために？　だが、意味＝感覚（あるいは共通感覚？）

1　主体が対象と再び遭遇するために世界の探索に取りかかる……これは、運動痕跡の同一化によって他者を認識する歩みのなかで行われる。主体が対象と同一化されたり、彼が自分自身と対象を同一化したりする、交差的同一化……情動の動的次元は、注目に値する。（*L'écoute de l'analyste. De l'acte à la forme*, op.cit., p. 148.）

＊1　訳註「心理学草案」四一頁。

を回復させ、解釈しようとするたいていの試みは徒労に終わるということを、認めなければならない。なぜなら、子どもたちは自らの必要に応じてこれらの形態を生み出しているだけだからだ。形態が、ときに私たちの存在に応答しているように見えたとしても、私たちがそこにいるからこれらを生み出しているだけで[1]、必ずしも私たちが宛先になっているわけではない。そもそもこうした状況は、大人たちにとって、――第一に親にとって――これらの子どもたちとの関係性において、最も苦しい場面の一つである。他方で、これらの形態は私たちにとって、支えになることもある。これらの形態のなかに、彼らとともに「入る」ために骨を折ることが、可能な出会いの出発点ともなりうるからだ。彼らはいつも、この出発点を上手く切り抜けるわけでないため、「治療の機微」が必要となる。動いている子どもの身体によって作られた形態に、まず「へばりつき」、次いで「忍び込み」、こうした「攪乱」から始めることで、変化は突然やって来る。私たちが摑み取って、相手と一緒に遊びのなかに入り込み、ほんの一瞬だけ相手を、少しだけ変化させることを子どもに提案しうるような柔軟性。こうした「攪乱」から始めることで、これらの形態を、私たちと一緒に遊ばせることを可能にするような変化だ。

これらの形態が解釈不可能なのは、たいてい、これらが言語ではないからだ。言語が存在するためには、そこから何らかのものを聞き取りうる他者の宛先がなければならない。自己のような他者。ここでまた同一化が現れる。だが私たちは思い込みに注意しなければならない。言語に接続していることは、人間性を明示するのに十分でないからだ[2]。事後性として新たな意味を付与し、これらの形態に宛先を与えるかは、私たち次第なのだ。私たちは自閉症の子どもであるエクトルが、療養のなかで、こうした体験から出発して、身体の組織化の作業をいかにして展開させていくのかを、この先の章で見ることになるだろう。彼はこうした体験に対し、ある形態を与えると同時に、彼の受胎と誕生に関する神話を構築する。このことは彼が、話し、欲望する主体として現れることを可能にするだろう。

1　これは子どもが、私たちが存在するという事実を認めていることを証明するものであり、ときに深刻な場合においては、その認識の唯一の表れである。

2　証拠として、ピエール＝イヴ・ウデイエ（*Aux sources de la parole*, Odile Jacob, 2013）が作成したロボットは、統語法と語彙を有する言語を、自ら発明することが可能である。場合によっては、私たちとリビングで実際の会話を確立することができ、その成果は驚くべきものである。彼らは（私たちとの交流を含め）複数個体間で、設置された環境における自らの存在解釈モデルを構築できる、パフォーマンスについての自己改善プログラムを与えられてさえいれば、単に交流を増大させるだけでこの偉業を達成する。

3　自閉症的思考、それは一次マゾヒズムの回避なのか？

治療の開始当初、レーモンは私との関係において、サディスト的な幻想を展開しようとしていた。私のオフィスにある電子機器に興奮した彼は、電球を使って、まず私を傷つけ、「本当に焼こう」とする。彼はこの行為を「おばけライト」と呼ぶことで、遊びに見せかけながら彼に起きた興奮を放散させようとする。この「おばけライト」という言葉自体が、その詩的曖昧さにおいて、悪（灯っている光）をもって悪（電気による興奮）に対処する処置のようなものを施すことで、その興奮を集め、表現する力を持っているかのように見える。次いで、裁判にかけられたクラスメートの不幸なお話を展開することで、別の興奮を再現しようとする。すなわち小学校生活のなかで起きた、激怒した先生の低い声を聞いたときの体験だ。しかしこの見せかけの「サディズム」は、彼の興奮を単に再現したものでしかない。再現によっては、十分に首尾一貫した同一化の力を発揮させることはできない。サディズムについてフロイトは、次のように強調していた。サディズムは犠牲者と、犠牲者に課された苦痛への同一化によって成り立つ。実際レーモンは、次章で問題となるエクトルと全く同様に、欲動性における刺激の融合を可能にしうる、サド－マゾヒズム的回路を組織化するのに難儀している。これら二人の子どもにおいては、他の箇所で提示された仮説[1]、すなわち小児自閉症に特有の一次マゾヒズムの躓きが確認されることになる。ドゥニ・リバス[2]をはじめとする他の著書たちも同様の仮説を立てたことから、私たちはこのメタサイコロジー的特殊性が、同一化の回避と何らかの関係があるに違いないと感じている。

不可能な中立性

自閉症の子どもたちに触れる精神分析家たちによる治療の語りを聞く際、そのほとんどのケースにおいて、現実の領域に介入するために彼らが、実践の中心である中立の立場から出ることを、許されているだけでなく強いられてもいると感じていることに気づくかもしれない。この感覚は、病[*1]の臨床的現実から課されるものだ。これらの子どもたちは、彼らを取り巻く状況に無関心であるため、日常生活における危険や事故に、とりわけ晒されているということを、私たちはよく知っている。同様に、最も深刻な自閉症のタイプであるカナー型[3]についての、治療をしなかった場合の自然な発達においては、心的生が解体に向かい、自己感覚沈潜へと閉じこもることで、もはやその子どもは生きていないのではないか

1　M. Joubert, *L'enfant autiste et le psychanalyste*, *op.cit.*, p. 180.
2　Denys Ribas, « Chroniques de l'intrication et de la désintrication pulsionnelle », *Revue française de psychanalyse*, 66, 5, PUF, 2002.
＊1　訳註　通常自閉症について「病〔maladie〕」という語は用いない。著者は今後の主張を強調するために、ここであえて用いている。
3　撤退、常同行動、不変性といった現象、一言で言えば、自閉的な「甲皮」を構成するあらゆるものが前面に現れる。

というほどに重い障害状態へといたる。歴史的に見れば、アヴェロンの野性児ヴィクトルにおける、イタール医師による適切なケアを中断されて以降の生涯がそれに当たる。[1]

そのため、ときにはあらゆる事柄が、あたかもセラピストの介入を迫っているかのようにして生じる。子どもの常同行動や、周囲（分析する人物を含む）を無いものと見做したり、攻撃したりする行動に際しては、常同行動の回路を攪乱するか、物理的に拘束することによって、セラピーの連続性と存続を確保する。このとき子どもは、抑制され、制御され続けなければならないという、拘束される立場に甘んじることを強いられているにもかかわらず、彼自身のサド－マゾ回路のなかに分析家を誘い込む。

その結果、物理的に介入するために分析家が自ら見出す必要性は、疑う余地のない一種の証拠としてしばしば現れる。子どもを捕まえて引き留めたり、破壊性から彼を（あるいは自らを）守ったりするため……等々。しかしながら、セッションのそのような瞬間、自らを介入させる分析家の精神はどうなっているのだろうか？　こうした能動的テクニックを支えている正当化について、検討することは興味深い。子どもの死の原因や共犯者になることへの恐怖が、正当化のために引き合いに出される。つまり、物理的あるいは精神的な死の幻想だ。この幻想の出現は、自閉症の子どもたちとの出会いによって引き起こされる情動の、耐えがたい性質と関連している。彼らが私たちに直面させる不変性は、生気を失った印象や、終わりのない、あるいは空虚な不動化の印象といったものを私たちに感じさせる。彼らが私たちと対決させるこうした強固な印象は、私たちを徹底的に掻き乱す。おそらく、こうした印象がもたらす根本的な脱備給の力を恐れているからだ。子どもたちと対峙するとき分析家は、矛盾した状況に置かれる。中立の立場に加え、受動の立場――これが分析機能そのものを構成しているにもかかわらず――を放棄することを強いられるからである。

それでも、彼らの総体的症状における何かが、介入するよう私たちを駆り立てるとすれば、この何かは独特であると同時に、原初的で、かつ転移の形をしているということがやがて明らかになるだろう。この何かは、分析家の無意識を通してのみ把握されうるように思われるが、それ自体は、子どもとの出会いによって、つまり逆転移によって働き始めたものである。したがってまず何よりも、これらの子どもたちの療養における原初的な欲動の融合／解離のダイナミクス――その結果、有効な一次マゾヒズムはうまく構成されない――という争点についての仮説を私たちに受け入れさせるのは、分析家による逆転移の運動なのだ。

セッションにおける制約とからかい

困難は、ドナルド・メルツァーのよく知られた警句に真実が含まれているという点にある。それは自閉症の総体的症状における、知的発達に関わる危険性についてのものだ。常同行動に費やされた時間は、精神の発達から見れば無駄に失われたということになる。自閉症の子どもたちは、こうした反復的で、（本来の意味で）理に適っていない〔insensé〕運動のなかに、彼らを取り巻くあらゆるものが消えてしまうまで没頭し、熱中してしまう。これは世界からの撤退を、最も明白にしるしづける。そのため、子どもが立てこもっている世界では、備給されていない場所〔＝分析家を含む周囲〕を「攻撃する」ことが、しばしば正当化される。[2]

1 T. Gineste, *Victor de l'Aveyron, dernier enfant sauvage, premier enfant fou*, Hachette, 1993.

しかしながら、こうした攻撃をルール化してしまうことは、二重に不都合である。第一に、逆転移における退行の能力――すなわち形象化あるいは夢想の能力――を妨げる超自我的強制に、分析家を従わせてしまう点である。第二に、刺激が大量に流入してしまった際、場合によっては、子どもが状況に対処するために必要な仮の避難所として常同行動が機能することがある、という事実を忘れさせてしまうという点である。たとえば他者との出会いによって、あるいは思考のなかに突然現れた原‐表象に結びついた情動によって引き起こされた刺激が、これに当たる。これらの刺激は、直ちに運動性のなかに退避させなければならないものである。刺激と常同行動のあいだにあるこれらの運動は、関係性からの撤退がそこまで重くない、(レーモンのような)アスペルガー型の自閉症の子どもたちとのセッションの経過において、特に顕著に現れる。

子どもたちが自閉症の「殻」に閉じこもっているときには、「からかい」に頼ることが有用かもしれない。からかいは、彼らの儀式と常同行動とをやめさせることなくそれらに直接介入することで、子どもたちを困らせることに当たる。いわば方向転換の試みである。たとえば、子どものリズムに逆らうリズム遊びだ。この遊びでは、セッションの空間までを境目とし、運動を制限することで、目立たない形で身体的に介入する。あるいは、常同行動をやめさせることなく、これに干渉したり乱したりすることで動揺させる。これらの介入における共通点は、子どもが自らに強いようとしているように見える、裂け目のない連続性(不変性)における何かを、遮ってしまうことにある。この「からかい」という用語は、よく分かっているように、和らげられた仕方ではあるが、分析家のサディズムの利用という発想を誘発する。すなわち、超自我ともつれ合い、超自我に捕らわれた、「ソフトな」、「軽い」バージョンのサディズムだ。超自我からの要請に服従するような、目的が抑制され、十分に脱性愛化されたサディズムである。子どもによってもたらされた、拘束力を失った力や脱備給の力に直面して、分析家は、自閉症の殻に干渉する。そして、自己感覚沈潜への撤退を揺るがすことで、出会いに固有の葛藤を蘇らせ、精神の「活性化」を掻き立てようとする。しかしこの作業は、とりわけ逆転移に注意を払い続けることを前提とする。こうした手法によって分析家は、子どもの精神にとって、彼の介入が耐えうるものであり続けるよう気を配らなければならない。

バルークの症例では、私が介入することで彼の常同行動が妨げられたことが、彼にとって不快なものであったため、彼はある種の寄る辺なさを体験した。だが結局こうした介入によって彼は、遊びや私との関係を開始することが可能となった。確固とした安定性から追い出されてしまった子どもは、欲動性に再備給することを余儀なくされる。ここで二つの運命が彼に開かれる。行動によって精神の外に追放されるか（子どもの一次サディズム）、あるいは自我の反転によって欲動融合が起こるか（一次マゾヒズム）のいずれかである。後者においてのみ、痛みの感覚のなかに不快な緊張を統合し、表象において刺激を拘束することが可能となる。すなわち欲動融合は、痛みを伴う体験に関する心的内容物に形態を与え、それによって体験を表象できるように変えるのだ。

2（81頁）分析家の介入が子どもに彼のサド－マゾヒズム的な欲動性を再備給／再編成することを強いることから、この正当化には、メタサイコロジー的な観点も含まれる。

1　ビオンの理論とサラ・ボテラとセザール・ボテラの理論、どちらのベクトルを好むかによる。

2　だからこそ、何人かの親たちが正当化する反乱——Patrick Sadoun, *Autisme: dire l'indicible*, l'Harmattan, 2016. を参照——すなわち、子どもたちにいかなる休息を与えることも許さないような「治療的」技術に抵抗する反乱が起こる。

3　方向転換の有用性については以下で示した。M. Joubert, *L'enfant autiste et le psychanalyste*, *op. cit.*, p.18.

加えて、苦しみがこの和らげられた仕方で統合され、心的内容物となることによって、精神が時間性に接続できるようになることにも留意しよう。分析家が子どもの運動を阻むために、あるいは情動的な言葉によるメッセージを伝えるために物理的に介入することで、子どもに持続の体験を課すことになるからである。そうすることで、自閉的な空間に縁《ふち》が生まれ、内容物の表面を構成し始めることが可能になる。これが心的表象の要素を含みこむことのできるスクリーンとなる。自閉的構造を開くためには、このように、原初的な欲動経済、とりわけ脱拘束の能力を刺激するような他者の介入が不可欠であることが分かる。それは、ねばり強い教育者の「きみのためだよ」という言葉であり、超自我的葛藤に十分に絡みとられた介入である。このときから、内側と外側、自己と非自己の区別がつくようになる。

ジャン＝リュック・ドネ[*1]は、超自我に関する研究のなかで、原初的な欲動経済における、対象へのこうした介入の必要性を認めている。彼によれば、欲動融合を可能にするためには、ある機能を具現化しなければならないという。害のないマゾヒズムを保証するのは、まず何よりも脱拘束である。「対象からの反応の偶然性は、一次マゾヒズム経済の条件となる。」この介入が超自我的審級の起源となることで、心的生の補足的次元を開くことを可能にする。自閉症の子どもたちの場合には、こうした機能における何かが不可欠な効能を適切に発揮できておらず、その代わりに、不変性というタイプの防衛を導入しているように見える。[1] こうしたメカニズムが、子どもたちの欲動性（対象の欲動性のような自分自身の欲動性）の統御を保証している。これは、彼らに固有の調整的審級（自我、超自我）の構成に先立ちうる、対象を介して外部から行使される心的容器機能[*2]の代わりとなるものだ。

自閉症、それは一次マゾヒズムの外で精神が組織化されることなのか？

一九二五年[*3]にマゾヒズムに回帰したフロイトは、その経済に組み込まれた欲動の運動の因果的連鎖を、一九一九年に「子どもがぶたれる」のなかで書いたものから逆転させる。第一局所論では、マゾヒズムはサディズムが自我に向けて反転したものであると考えられていた。超自我の要請を受けつつ、攻撃性や暴力を操り、それを体験し、ある形の満足を与えることが問題となっていた。相反する力の巧妙な結合によって、欲動回路の二重の反転[*4]に従った主体の運動が可能となる。心的生の再帰と所有の運動は、欲動過程の自己自身への回帰と結びついているからだ。しかし、一九二〇年[*5]に導入された第二局所論において、展望は変化する。自我の誕生と、その最初の芽生え。複数の芽生えを漸次結びつけられるかは、死の欲動を「消化吸収する」精神の能力にかかっている。

＊1　訳註　J.-L. Donnet, *Surmoi I, Le concept freudien et la règle fondamentale*, PUF, « Monographies de la Revue française de psychanalyse », 1995.

1　M. Joubert, « Temporalité et autisme; de l'immuabilité comme modalité défensive », *Journal de psychiatrie de l'enfant.* op.cit.

＊2　訳註　ビオンのコンテイナー／コンテインド（container/contained）は、分析する者と分析される者、親と子どもの関係等を、包むもの／包まれるものの関係として捉える。

＊3　訳註　一九二四年「マゾヒズムの経済論的問題」か。

＊4　訳註　本書五五頁を参照。

＊5　訳註　一九二〇年「快原則の彼岸」を指している。

フロイトのこの第二の図式によれば、二つの欲動運命が可能である。一つは一次マゾヒズムであり、これはもう一つのもの、すなわちサディズムに先行する。サディズムという言葉はここで、特別な意味で使用されている。それは、対象に向けて死の欲動を爆発させる運動によって、芽生えかかった精神を保護するという解決策を指しているのだ。したがってサディズムは、子どもの精神にはまだ認識されえないにもかかわらず、受け取り、消化吸収するためにそこにあるような、ある対象の存在を仮定している。[1] 原初的なサディズムの場合、運動とは、刺激の放散である。しかし同時にこの運動が、世界に向けて精神を開くことを駆り立てる。もう一つの場合、すなわち一次マゾヒズムの場合は、破壊性の反転が芽生えかけの自我を構成する。しかし自我をもたらすためには、必ず対象における何かと出会うことができなければならない。自我に向けられた破壊性を反転させ、エロスとの融合のなかでこれを無力化することを可能にする何か。それは、快のなかで満たされる経験を通してのみ可能となる。このような欲動の（一生を通して持続する）消化吸収によって、結果として精神は、快／不快の原理に接続する可能性を持つようになる。

しかしこうした操作においては、何か達成されないもの、何らかの残余が維持されることに留意しよう。緊張を完全になくすことはできないし、満足は絶対的なものにはなりえない。欲動性が展開されるためには、残余が必要だ。そうでなければ、私たちは和らいだ体制へ接続することができないまま、性器のオーガズムにおける緊張の低下という、つねに不完全なままの、刺激の消滅（涅槃）[2]の経済体制より前に進むことができないままに限定されてしまう。刺激を欲動に変成することをやり遂げるという快。[3] それが実現しないのなら、欲動解離（あるいは非‐融合）が、芽生えかけの自我‐身体の混乱と解体を引き起こす。これは稀にしか見られない欠乏性衰弱〔marasme carentiel〕の臨床例であり、これが進行すれば、ほとんどの場合死にいたる（あるいは重篤な精神的後遺症が残る）。しかしながらいずれの場合においても、この神秘的な欲動の錬金術は、対象との出会いに関する何かと絡み合っていることが分かる。この出会い、関係性そのもののなかで、欲動融合、欲動における刺激の結節が起こりうるか否かが決まる。

＊

ところで、自閉症の臨床中の発現、自閉症的思考の特徴、自閉症が誘発する特異な逆転移、これらすべての奇妙な臨床的現実は、私たちに、別の仕方での心的組織化を検討することを余儀なくさせる。こうした原初的なサド－マゾヒズム経済をショートカットしてしまったとしても、生き生きとした精神の基礎となるような組織化である。関係（それが引き起こす過剰な刺激のせいで、過度に混乱してしまった関係）の根本的な拒否、あらゆる繫がりに逆らう闘い、関係や繫がりのこうした廃棄は、有効な一次マゾヒズム「経済」を形成するような組織形態を精神に制約する。精神が自閉症的に組織化される道筋は

1　あるいは、ビオンの理論に従えば、α 要素を β 要素に変換すること。〔訳註　正しくは β 要素（非意味）を α 要素（意味）に変換するか。〕

2　「一次マゾヒズム〔……〕涅槃原理が快原理との妥協を余儀なくされる豊饒な瞬間」P. Aulagnier, « Remarques sur le masochisme primaire » (1968), in P. Aulagnier (sous la direction de), *Sigmund Freud*, l'Arc (collectif) et Inculte éditions, 2008, p. 123.

3　「残余は私たちに偶然もたらされる〔……〕快原理は不快から逃れることを目的としている。だが〔……〕対象と出会う。この出会いのなかで、性器の快というおまけが現れる」*ibid.*, p. 113.

――ちょうど拘束が一次マゾヒズムにおいて作動するように――刺激が拘束される最初の活動を回避することを目指すだろう。

この命題は驚くべきものであり、「欲動融合の結果である限りにおいて、すべての心的現象や心的形成のマゾヒスト的な次元」を欲する、第二局所論における欲動の設定と矛盾しているように見える。つまり第二局所論に基づくなら、有効な一次マゾヒズムを確立することなくして、心的組織化はありえない。精神構造において、あるいは精神構造によって刺激を拘束するという原初的な活動なくして、組織化は不可能なのだ。しかし自閉症のおそれがある子どもたちの神経精神構造における、非常に早い時期に見られる変則については、この方向で議論されている。彼らにおいては、知覚内容の遊離が重要な位置を占めているからだ。このことは、知覚神経チャンネルを分離し、知覚による刺激を一度に一種類ずつだけ処理し、複雑な感覚の殺到によって引き起こされる刺激の混乱を、常同行動のなかでやり過ごすための力が必要であることを証明している。すなわちこうした要因によって、あらゆる心的拘束や欲動融合を回避するやり方で思考を組織化するために、心的装置が行わなければならない労力が存在することが示されているのだ。

ジミー

ジミーは、私が出会ったときは二歳半の子どもだった。彼の発達は、実験的なモデルとなる可能性がある。はじめて私のオフィスに入ったとき、彼が自閉症の子どもたちに特有の仕方で、手を叩きながら部屋の端まで突進していく様子を、私は一瞬で感じ取った。しかしながら彼は直接的でない方法によって私と関わることができるし、すでに言語との接続が良好だった。彼の母親と話しているあいだ、彼は私の足に背を向けて座っていたのだが、そうした間接的な状態のまま話し、彼が今夢中になっている遊びをめぐるやり取りを行うことができた。大きな飛行機のお腹に小さなキャラクターを入れ、それを窓から出してあげるという、想像的なものと象徴的なものを結び合わせる遊びだ。この対話のなかで、私たちは少しだけ視線を交換することができた[1]。

彼には十一歳の姉がおり、彼女は元気だ。彼のお母さんは、独特の仕方で、同様の話をする。内容と言説それ自体の不連続性を特徴とする物語だ。たとえば、ジミーの姉を分娩する際に起こった突然の出来事について語り始めた後、同じ文のなかで、時間的にも意味的にも全く関連性のない他の要素について、続けて語ることがある。こうした不連続性が、彼女の不安を支配しているように見える。それには代償が伴う。彼女の対話者は、要素を繋ぐのが難しいと感じてしまう。

ジミーは非常に幼い頃から落ち着きのない子どもだったと聞く。こうした困難は、両親の不安と子どもの不安とを融合させることで解消するための、両親の能力を超え出るものだった。当初、こうした興奮のすべてが、消化器系の症状と睡眠障害に伴われていた。彼には夜驚症があり、悪夢を見るため、母親の腕のなかでしか眠ることができなかった。時間が経つにつれて、これらの症状は置き換わり、両親には彼が、不寛容で、コミュニケーションの取れない子どもとして感じられるようになった。

母親は、両親にとってのトラウマの端緒となった場面のようなものを思い出した——ジミーが生後一

1　これらの評価要素は、自閉症の臨床においては古典的なものではあるが、ジミーが関係性についてのある種の能力を持っていることを示している。

ヶ月くらいのとき、彼の父親が彼からおしゃぶりを取り上げようとしたのだ。赤ちゃんが怒って火のついたように泣いたので、父親は、一時間後には彼に屈した。だがおしゃぶりが返された後も、両親が彼を落ち着かせることのできないまま、怒りは数時間にわたって継続した。両親にとってこの出来事がトラウマの次元にあるということは、彼女がこの場面について語るときの感情のなかに表れていた。それ以来ジミーは、落ち着かせることも気を逸らすこともできない、何時間も持続する恐ろしい癇癪を起こすようになった。三週間前にこれ以上ないほどに大きな癇癪が起きたとき、彼のお母さんは精魂尽きて、私に連絡をよこした。

さて、何か奇妙な事態が生じていた。彼女が電話した直後からジミーに自閉症的な症状が現れ、その代わりに情動的、身体的な症状が完全に、あるいはほとんどすべて消えたのだ。その証拠として彼女は、携帯電話で撮影した、ある動画を見せてくれた。リビングでジミーが、「イイイ！……」と彼の母親を動揺させる叫び声を上げながら、壁から壁へと走り回っている。また彼は、空を飛んでいるかのように手をばたばたさせている（同時に目に見えて興奮し、自分の手首に噛み付いている）。家のなかでは、突然耳が聞こえなくなったようであった。彼が部屋に一人でいるときには、母親は彼が独り言を言うのを聞いたが、決して彼女の前では独り言を話さず、また彼女の質問にも応答しなかった。

幸い、こうした状態がずっと続いたわけではなく、ここ十日ほどは再びやり取りができる状態になっている。彼女曰く、彼は私となら、少しずつコミュニケーションを取るようになってきているという。たとえば彼は、遊びに関して私が提案したことに対し、あるときには応答することができる。だが不思議なことに、自閉症的な症状が少し和らぐと、顔に湿疹ができた。これはジミーが乳児のときアトピー性湿疹を患っていなかったことから、いっそう思いがけないものだった。

私に電話をかけたとき、彼の母親はジミーの果てしない叫びと怒りに疲れ果てていた。彼女は、落ち着くことのできないこの子どもに苦しんでいた。子どもが鎮まるにつれ、今度は、自閉症の症状が現れたのだ！　ジミーはもはや怒ってはおらず、不安を感じているように見える。〔怒りという〕情動的な症状が和らぐにつれ、状況は彼の周囲にとってははるかに耐えうるものになる。したがって逆説的ではあるが、彼の母親は、自閉症の症状が現れるとき、救われているのだ。

こうした連鎖についてどのように理解したらよいのだろうか？　何によってもジミーは落ち着くことができないかに思われた最初の段階では、対象に由来するものは何も、彼が刺激と繋がることを許さない。不安の程度が物語っているように、彼は、欲動解離による強い緊張に晒されている状態にある。次いで、自閉症の症状による、見かけだけの欲動融合が生じる。一次悲哀の道へと彼を向かわせることができる繋ぎ目を、対象からの応答のなかに見つける代わりに、不変性、表面への備給、付着性がやって来る。この瞬間に、彼が一次マゾヒズム経済を形成したことが分かる。

つまりマゾヒズムの発動における失敗が、ある瞬間ジミーにおいて、自閉症的な症状という解決を見出したのだ。これは刺激を吸収するが、刺激を実際に結びつけることはしない。融合させるような緩和されたサディズムにおいては、対象からやって来た何かがあるが、それは作用していない。あるいはいずれにせよ子どもの精神が、欲求不満や満たされなさに対し、備給できるようないかなる手段もそこにはない。備給するためには、緊張や満たされなさを、満足への期待や来たるべき安らぎへの希望に変化させるような能力が必要となる。つまり対象の側から何かがやって来て、停止点を形成しなければならない。それは子どもがこうした期待によって、自身の心的機能を使って備給することを可能にするであろう繋ぎ目だ。――幻覚的な満足に取って代わることのできるような繋ぎ目。また心的機能が、こうした期待のあいだ、子どもが痛みに耐えるのを助けるような繋ぎ目。これは、寄る辺なさと痛みに意味を与える方法でもある。希望、すなわち来たるべき満足をもたらす対象の理念に関する意味を。[1]

ジミーにとって、対象からやって来るこうした何かは、必要な効力を持っていなかった。なぜなのか？　この問題には、こみ入った争点が結集している。すなわち、（かなり強いが、強すぎることのない）〔欲動の〕経済論的秩序や、（両親の超自我、さらには特殊な寄る辺なさのなかにあるジミーに対し両親が同一化する能力から成る）構造論的秩序の集合である。両親は子どもと関わるとき、同時に、彼のさまざまな対象とも関わっている――出会いにおける何かが、ここで足踏みしているのだ。最後に、自閉症の症状が減少する一方で、ジミーに湿疹が生じることについて、以下のように指摘することができる。つまり、子どもの自我が行う刺激に対する身体‐精神的治療は、一次マゾヒズムによってなされる欲動融合が不十分である場合には、極端な移動性を持つことが示されているということだ。自閉症の症状に使用されなくなった自由なリビドーは、身体に固着する。

ベンノ・ローゼンベルク[2]はフロイトの第二局所論に関する研究において、欲動解離によって自由になったエロスの未来には、対象からの大量備給が待ち受けていることを指摘する。その結果自我は、対象との距離が消し去られるという危険に晒され、（大人の精神病のように）主体が対象に侵入されることになる。しかし小児自閉症の場合には、別の問題が生じる。解決策として、付着によるくっつきが見出されることだ。そこには完全に具体的な面〔へのくっつき〕も含まれる。だからこそジミーは、私がいることを我慢できるように、自分の背中を私の足に接触させる必要があるのだ。この大量備給には、限界も終わりもないということが推測できる。大量備給は、対象からの、十分に有効な脱拘束のいかなる効果とも出会わない。以降精神に残るのは、生気のない対象が住まう、無限の一次元あるいは二次元空間の連続性だけだ。

ジミーは自閉症の症状によって、さらには（具体的思考、生きているものから生気を失くすこと、共感覚的メカニズムの再備給が支配する）自閉症的思考を組織化することによって、不安を回避しようとする。症状は、欲動融合による解消なしに不安を取り除く。その結果、「自我のマゾヒスト的な核は、もはやその役割――すなわち欲動融合――を十分に果たすことができなくなる。[3]」このことは、マゾヒズムの道がジミーにとって決定的に閉ざされていることを意味しているわけではないし、また、ジミーのなかには欲動融合のいかなる形式も存在しないことを意味しているわけでもない。[4] しかしマゾヒズムの道が発見された瞬間、疎通の秩序における何かが、〔自閉症的〕思考を優先的にもたらすようになる。対象に向けて情動化された繋がりのエコノミーと、同一化の道を形成するメカニズムに対して。

1　ちなみに薬物依存においても、欲動性の争点がこうした問題に結晶化されるということを指摘することができる。しかしこの場合には、具体的に見出された代理となる享楽の対象こそが解決策となる。

2　B. Rosenberg, *Le Moi et son angoisse*, PUF, « Monographies de la Revue française de psychanalyse », 1997.

3　*Ibid.*, p. 86.

4　ドゥニ・リバスは、付着同一性がリビドーの一部を表すような「行き過ぎた」〔欲動〕解離について言及している。（« Chroniques de l'intrication et de la désintrication pulsionnelle », *op.cit.*, p. 1689–1770.）

なぜ一次マゾヒズムなのか？——満足経験における苦痛

フロイトが一九二〇年に『快原理の彼岸』のなかでメタサイコロジーを創設しなおしたことに伴い、第二局所論は、エロスと死の欲動という二つの基本的な欲動同士がもつれては解けるという、絶えざる運動を中心に構成されるようになる。この生のリズム、生の息吹は、時間稼ぎをするという時間的な公準に基づいている。一切のノイズを、一切の運動を、一切の動揺を消し去ろうとする死の欲動に、それが満たされるのを先送りにするよう強要することが問題であったのだ。死はすぐさま訪れるのではなく、しばしのあいだ待機する。それこそが器官快、対象への関係において体験される快であり、それは精神を、この〔欲動〕融合という作業へと駆り立てる。[1] 関係において体験された快は生きることを強いる。フロイトが晩年の著作において、初期の著作に、すなわち生前未公刊のままだった一八九五年の『心理学草案』[2] での研究成果に回帰したことも見ておこう。

というのも、『草案』の段階ですでに、満足は心的生の中心に位置しているからだ。「隣人」の介入によって満足にいたる、寄る辺なさの経験をもとに書き込まれているのは、新たな体験がなされるたびに復活し、精神が発展し奥行きを持つようになるのを促す痕跡である。それに由来する作動の慣性によって、待機を耐え忍ぶことができるようになる。それゆえ、フロイトは第二局所論の転回の後に、このモチーフに回帰するのである。精神が死を先送りにするために依拠するのは今や、器官快と満足という経験である。だから、表象を作り出すことができる心的装置を設立するためには、二つの道行きがありうる。ひとつは幻覚による満足であり、いまひとつは満足した経験の記憶痕跡に再備給することである。

右の図式が明示的に言っていないのは、苦痛と持続を伴う体験が、この生きた経験と共存しているということである。苦痛はことのはじめから欲動の回路に刻み込まれている。満足が生じるのは、まさに苦痛から（より正確には——終息後もなお主体を生じさせる苦痛の価値を保とうとするなら——不快と刺激による緊張から）なのだ。まず緊張と解体が先にあるからこそ、次いで、満足そして快が存在しうるのである。対象への、そして対象によるリビドー備給がなされるために、快と苦痛は不可分に結びつき、互いに絡み合う。他方で苦痛は持続のなかに刻み込まれてもいる。苦痛には始まりがあり、終わりがある。苦痛が続くかぎり、それを免れることはできない。また苦痛は、時間性による精神の統合に基づいている。終わりそのもの、苦しみの終わりは、以下の考えをもたらす。つまり苦しむことは、（とりわけ）待つことなのだ。そしてこの時間差、この待機こそが、獲得された満足と、思考という活動とを、同時に精神に開くものなのだ。

幸いにも寄る辺なさというのはどうにもならないものであるため、乳児の泣き声に続いて、満足をもたらす「特定行動」が生じる。ここで、本質的な要素が現れる。苦痛を和らげるのは、「隣人」の行為による。満足という経験は、寄る辺なさの体験と苦痛が鎮まる体験との混合物のように現れる。これらの体験は、寄る辺なさという状態が生じるたびに復活する無意識の心的痕跡のなかで、反復によって結びつけられる。このような組み合わせによって前提とされているのは、子どもにとっては存在していない

1　この理論のモンタージュにおける曖昧な点の一つは、以下のようなものである。つまり、エロスのもつれが解けることは、死の欲動と同じくらい死にいたらしめる（別の箇所でフロイトが与えた、躁状態との接続によって、場合によっては死にいたってしまうという例を想起しよう）。

2　「心理学草案」『フロイト全集3』前掲書、一一〇五頁。

ように思われても、その子を見守っている対象（フロイトが「よく知る人」とも呼ぶもの）が存在するということである。

というのも、子どもの側から見ると、そのようなものは何も存在していないからである。とりわけ苦痛を鎮めてくれるこの隣人は、この子にとっては現実味がない。隣人は欠如としてのみ、その場に現れる。かくしてフロイトは一次ナルシシズムを、自足した泡のようなものとして記述し、自説を修正するのだ。「少しでも母親のケアが加えられたら。」そしてこの欠如は明快で、実のところ魔術的な意味を持っている。つまりこの欠如が現れるのは、〔子どもの〕欲望が持続するあいだ、子どもが知らないままでいることのできる欲望（とりわけ対象〔＝母〕の欲望）が、宙吊りにされることに起因するということだ。一次マゾヒズムの回路、その回路の樹立、その効果には、対象の欲望と、その中断をめぐって前提としている何かがある。マゾヒズムの回路にリビドーを供給するにあたって、必要最小限の器官快を子どもに保証するのは、母の「私」としての欲望である、とピエラ・オラニエなら言うであろう[1]。精神において寄る辺なさ、苦痛、欠如は、満足の経験に分かちがたく結びついている。

＊

フロイトにとって寄る辺なさの体験は、精神が生きるために不可欠な運動の中心に位置している。この体験こそが、防衛機制を動員し、後にナルシシズム（赤ちゃん陛下）を編成しようとする要求と、受動化に対する反抗を支持するようになる[2]。人間と、それに決定的に結びついた恥という情動の根本的な不安定性を否認すること、これこそがあらゆる防衛の編成が目指しているものである。不幸なことに、この編成が知らないものは、第二局所論の教えである。つまり敵は、欲動性そのもののなかにあるということだ。この欲動性は涅槃の静謐（一切の欲望を消し去ろうとする欲望）を拒否するために、自らの要求と高圧的な衝迫とでもって、絶えがたい記憶痕跡を蘇らせる。寄る辺なさにおいて、苦しみが満足に、すなわち器官快に達したということで、同じものの反復が推し進められる。そして疎通という、かつて開かれた満足への経路を後に辿りやすくする作用は、体験が再現されるのを促す。この疎通とは、すなわち、精神が体験を把握するのに不可欠な再活性化である。かくして私たちは反復強迫によって、快原理の彼岸へと導かれていくのだ。[3]

満足の経験が第二局所論の理論的な文脈のなかに移し替えられることで、自我を破壊する性質を反転させ、精神において消化吸収される際に用いられるものとなる。一次マゾヒズムは、この破壊する性質とエロスが絡み合うことで定義される。ここで経済論的問題が重要になる。というのも、脱備給と脱対象化を推し進める苦痛は、涅槃へ向かう傾向、刺激を消滅させる傾向、それゆえに一切の心的生を消滅させる傾向を激しくする。心的生は何ものかによって守られねばならない。それこそが、一次マゾヒズムの役割である。苦痛を快と結びつけて拘束するとき、拘束は当の苦痛が備給されるのに十分なほどの強度と質を伴っていなければならない。言い換えるなら、拘束は精神の備給とその働きに役立つもので

1　P. Aulagnier, *La violence de l'interprétation, op.cit.*
2　子どもは他人に依存すること——支配したいという欲望においてまで——を避けることができない。
3　驚くべきことに、フロイトが理論化したものと、自己組織化による言語発達に関わるロボット研究を専門とする研究者が提示する今日的なモデルの一部との類似関係が見られる（*cf.* P.-Y. Oudeyer, *Aux sources de la parole, op.cit.*）。

あり続けなければならない。反対に、精神そのものに勝るのはまさに、欲動解離である。

それゆえ一次マゾヒズムは、精神の本質的な契機として考えることができる。そこでは涅槃という体制（あらゆる刺激、欲求およびそれらを作り出す身体‐精神的な装置を根絶やしにすることを目指す経済論的体制）から、快／不快原理（快において刺激を減らすことを求めてはいるが、刺激を消滅させるにはいたらないという、和らげられた体制）への移行が起こっているのだ。この移行は、欲望を抱く対象、すなわち、欲求が欲望に変化するのを保証する対象の介入を前提とする、進行性のダイナミクスである。「一次マゾヒズムは、死の欲動が対象の魅力に囚われてしまうときに用いられる幻想なのである。[1]」この一次マゾヒズムのおかげで子どもは、苦痛に満ちた待機時間、期待している時間に備給することで、死の欲動が実現するのを遅らせることができるようになる。満足を待つこととその遅れは、持続に伴うマゾヒスト的な備給と、表象への開けの両方を同時に含んでいる。

しかしこの回路が据えられるためには、対象の側に脱拘束の残余が存続していなければならない。死の欲動が親の精神において、十分に融合されることで、脱拘束のポテンシャルを無害なものにしなければならない。しかしこのポテンシャルは、拘束されていないサディズムと、精神の活力を吸い上げるマゾヒズムが、同時に座礁するのを避けるために必要なものである。[2]この次元において――生に対する、そして死に対する――真の闘争、精神の最も根本的な力によって揺れ動く、子どもの精神と親の精神とのあいだの闘いがあるという印象を受ける。ここで私たちにとって役に立つアナロジーは、発生学のアナロジーである。哺乳類の胚は、母体の免疫系に自身が存在することに対して寛容であるよう強制しなければならない。それゆえ、この胚は自らのために母体の生命の防御システムを失活させる。子どもの着床を可能にするこの生物学的な力の危険に満ちた関係から、ある均衡が生じる。この力の関係は、つねに胚に有利になるようには作動するわけではないし、ごく稀に一部の例においては、母体の死を招いてしまうこともある。

精神に置き換えてみると、（目的について抑制され、十分に性的意味を失った）対象と融合した「サディズム」は、親の精神が、生命を維持するためにある種の反応を示すことを、確かなものにする。その結果親の精神は、子どもの精神による膨大な備給から自由になる。この闘争において、そしてこの闘争から、子どもの思考器官が構築される。親の融合する／融合された「サディズム」は、後に子どもが対象と取り結ぶ関係が生き生きとしたものになるために、必要な保証となる。

さて自閉症の子どもは、自らの精神において関係を作りだすものと格闘しながら、このダイナミクスのすべてに逆らう。彼は寄る辺なさという体験によって、満足経験そのものをショートカットしてしまう。これがまさに、驚くべき帰結なのだ。それでは、対象との関係において得られた器官快の思い出を宿しているのに、なぜ一次マゾヒズムにおけるこの融合を免れてしまうのか。ここから、以下のように推論しよう。すなわち、一部の事例においては満足の回路が優位になることはなく、自我は自家中毒という脅威、とりわけ子宮内の生命環境から切り離された直後の、最初の窒息の脅威と再度出会ってしまうのだ、と。

1　P. Aulagnier, « Remarques sur le masochisme primaire », *op.cit.*, p. 124.

2　私はここで、ベンノ・ローゼンベルクによる、死にいたらしめるマゾヒズムと、「生の番人」たるマゾヒズムの区別に依拠している。*Masochisme mortifère et masochisme gardien de la vie*, PUF, « Monographies de la Revue française de psychanalyse », 1995.

新生児の産声——欲動融合のモデル

誕生したまさにその瞬間から、生きなければならない。死が待ち構え、待機している。切迫感、すなわち産婦の周りの人たちが新生児の最初の泣き声を待ちわびているときに取り巻いている緊張が、そのことを証明する。産声が発されるとき、その産声が力強ければそれだけ、分娩は活発で激しいものとなる。それが、死をもたらす力を押し返すことのできる生命力のしるしである。周りの人たちの不安のせいで泣き声は、寄る辺なさと、新生児が助けを求める呼び声の最初の経験として受け取られる。

しかし、新生児の泣き声はまずもって、機械的な現象である。それは緊張性の努力であり、その生理学的な目的は、生誕後の新たな環境で呼吸するための気道を最終的に開くことにある。それはおそらく、水中環境から脱出して以来の種《しゅ》の進化に伴う努力の名残りなのだ。いずれにしてもこの事実によって、そして最初から、身体的かつ心的な寄る辺なさという状態は、大脳化学〔la chimie cérébrale〕において、自家中毒の一要素に結びつけられる[1]（寄る辺なさはたちどころに具体化し、呼吸は周期的な仕方で確立する）。この結びつけは、フロイトが自らの理論を構築していく過程のごく初期に説明されている[2]（すなわち不安神経症についての仕事からすでに説明されている）。身体の一部が心的生の中心にあり、不安を経てなおも残存している。フロイトは呼吸器の窒息の感覚を手がかりにしようとした。この窒息の感覚は定期的に不安の爆発を伴う。それは自家中毒と不安の関係の名残りのようである[3]。

他方で、乳児の泣き声とそれに伴う反応は、隣人による「特定行動」のモデルを構成することがある。というのも、泣き声がまず機械的、反射的な生理学的反応であるなら、それは周りの人たちがその子の方に向かって行き、その子を抱きしめたり、その子に話しかけたり、刺激したりしてその子が生きていくのを後押しするという運動を直接引き起こすからだ。周りの人たちは産声を、助けを求める呼び声として感じ、受け取る。このような介入の根底には、新生児が持っていると目される寄る辺なさへの同一化がある。この同一化は、現実の子どものリビドー備給を（そして自らの心身機能に対する新生児自身の備給をも）始動させ、刺激する。それゆえ、対象の側《がわ》にあるものが、寄る辺なさという状況における助けを求める呼び声、という意味を与えるのはまさに、子どもの寄る辺なさへの同一化によってなのだ。純粋に機械的かつ化学的で、純粋に身体的な現象が、リビドー化されたやりとりを下支えするものとなるのである。そしてこのやりとりによって当の現象の意味が変わり、子どもの初期の心的生に対する、子ども自身の／子ども自身による備給の可能性が開かれるのだ。

後になって、寄る辺なさに起因する乳児の泣き声は、出生時の泣き声という原型の上に作り上げられていく。呼吸困難と関連した反射的な泣き声は、繰り返されることで他者を呼ぶ声になるのだ。しかし、

1　自家中毒についての問題を通して、交感神経系の支配下にあるストレスホルモン――コルチゾールや、アドレナリン由来物質――に、神経系が浸されているということを、呼吸器の化学に付け加えなければならない。

2　ここでついでに、フロイトの『ヒステリー研究』の共著者であるヨーゼフ・ブロイアーが、肺の伸展に結びついた反射〔ヘーリング・ブロイアー反射〕に名前を残しているように、延髄の呼吸中枢を語っていたことを思い出そう。

3　現実神経症（神経衰弱、不安神経症、心気症）においては不安が自家中毒を主に構成することさえままある。転移神経症との区別はつねに理論的かつ臨床的な基準として保たれるだろう。「自慰についての討論」（「自慰についての討論のための緒言・閉会の辞」須藤訓任訳『フロイト全集12』岩波書店、二〇〇九年、二五九 - 二七一頁）を参照。このテクストにおいてフロイトは、この点についてシュテーケルに断固として反対している。

耐え忍ばなければならない時間差がある。すなわち待機時間である。特定行動によって、満足が精神を緊張から解放するまで、その子は一定の「中毒の量」を我慢しなければならなくなる。[1] ここで、一次マゾヒズムが配置され、欲動がはじめて融合していることが再び見出される。苦痛による備給、満足を待つこと、寄る辺なさにおける自家中毒の融合、そして来たるべき満足の経験は、記憶痕跡の備給や、初歩的な表象の構築にとって、原型として役に立つのである。

それゆえ、この有意味な全体のなかの諸部分は、すぐに精神において再度拘束されることになる。自家中毒／窒息不安／泣き声／特定行動／沈静化。これが、隣人の介入によって解決を見る全体である。この全体は徐々に、他者を呼ぶ声、快の欲望／待機という運動の基盤である、寄る辺なさに由来する呼び声として構成されていく。苦しみと満足は、この体験のなかで結び合わされる。だからこそ混乱はまた、生まれかけの精神をつけ狙うのだ。そしてこの呼び声が、自身の心の働きを通じて、この苦境を打開して戻って来る先が、対象、すなわち隣人なのである。そのときの方策は系列化し、時間稼ぎをし、区別し、名づけることだ。つまり、感情の嵐——そこではすべてがない混ぜになっている——の真っ只中で分離し／脱拘束し／脱対象化する自身の欲動性を介入させること。こうした一連のステップが、対象が穏やかな脱拘束の動因となり、待つことで、子どもが徐々に自らの思考のプロセスに備給することを可能にするという、対象の能力へと私たちを差し向ける。

解‐離し／再融合する〔dés-intricante/ré-intricante〕対象の機能

待機を耐え忍ぶ能力と、満足を経験する際に持続を考慮に入れることによって、精神は、一次マゾヒズムという解決に否応なしに導かれていく。快を待機することに対して備給する能力は、対象との関係において働く。対象は、興奮の源泉であると同時にその沈静化の源泉でもあるために、「子どもにとって危険を意味する」[2]。

だからこそ、対象に由来する快不快というこの問題は、自閉症児の立場からすると言語道断なものなのだ。この問題は、自閉症児たちが他人の心的活動を一切理解していないという前提に反駁する。「主体が一方では身体であり、物質であり、正確な装置であるが、他方では欲望、それも純然たる欲望である」のだから、まさにここで断絶が可能になる。このようなピエラ・オラニエの表現は、自閉症的精神が巻き込まれているポイントをよく見せてくれるというメリットがある。自閉症的精神は、等式の二項のうちのただ一方だけを、もう片方、すなわち欲望ではなく機械的な部分を選択する。原官能性との接触、表面や形態、密度といった質に満ちた——そして境界がはっきりした内部を持たない——具体的な対象との接触。こうした接触は、生き生きとした対象を、生気のない対象で置き換えることを補助する。これによって子どもは、対象の全体を所有しているという幻想を体験することができるようになる。

この転換点について、ドナルド・メルツァーは以下のように語っている。曰く、「対象のコンテイナーとしての機能の一次的な失敗、これが「形のない」母、つまり自らの子が母親自身の内的な空間に侵入してくることに対する、生命的防衛を欠いた母の例である」。子どもは、この形のない母にではなく、

1　『草案』の段階ですでに、フロイトは「生の困窮」に言及している。それは精神が「不活発な状態へ向かう、自らの根源的な傾向を諦め、蓄積された量を耐えることができるようになる」ことを強いる。*Op.cit.*, p. 605.〔「心理学草案」『フロイト全集3』前掲書。〕
2　P. Aulagnier, « Remarques sur le masochisme primaire », *op.cit.*, p. 112.

生気を欠いた対象にこそリビドーを備給することだろう。まさに母の「融合する機能」が欠如している、とドゥニ・リバス[1]は考える。他方で、主体の空間を確かなものにするために、すなわち母親が「拘束するものとは別のもの」でありうるために「一定程度の親離れ」が必要であるという。論文「かの「死の欲動[2]」」において、ベルナール・ブノは、両親のなかでの対象の脱拘束にとって必要な構成要素について語っている。D・W・ウィニコット曰く、赤ん坊は対象において、障害に、言い換えるなら赤ん坊の欲望に反対する欲望に出会わなければならないからである。「赤ん坊の欲望はこの欲望によって、反対する当の欲望が存在していることを考慮に入れることを余儀なくされる。」"The baby is confronted by an object and needs to come to term with it" 緊張、葛藤そして妥協はここで、欲動融合という作業の前触れとなっている。この作業は、固有の形態、すなわち抵抗と意志を持っている対象が、現実的なものに衝突するときに着手される。

しかしこうしたさまざまな定式化には、以下のようなことを想定させてしまうかもしれない点で、大きな誤解がある。すなわち、親の精神の機能不全が、拘束／脱拘束というダイナミズムにおいて作動しているということ、そして子どもの自閉症的な病理はまさにこのような機能不全にこそ由来している、ということを想定させてしまうかもしれないのだ。ところが、機能不全があるとしても、それは個人の精神にではなく、子どもの精神と対象の精神とのあいだのチューニングの躓きにこそ探し求められるべきものなのだ。相手に執着し、呼応することに対する、〔自閉症に〕特有の困難。この困難は、相乗的に効果を増幅し合う、複数の源泉を持つ可能性がある（こんにち自閉症は、早期の神経発達異常によって始まることが分かっている）。脱拘束の力が及ぼす効果はまず、対象の方から到来するものに立ち向かう、乳児自身の能力に依存している。それは、乳児自身の神経学的な「設備」と関連しているのである。

自閉症の子どもがその親に直面させる脱備給は、自閉症者である赤ん坊に対して彼らが結ぶ関係において、子どもに対し、心的に順応する能力を減少させてしまう。その結果親たちにおいては、自らの子との情動的な関係が、途方もなく壊滅してしまうのである。親のなかで備給がなされる範囲が複数あることで、子どもが複雑な心的生を理解することができるようになるまさにそのとき、この壊滅によって、〔自閉症の〕病理学の効果が強化されてしまう。[3] その子と共有した情動的関係に参入することが難しいこと——親たちはそれを悲痛に受け取り、ごく早期にそれに気づくことが多い——は、親たちのなかに強烈な罪悪感を募らせる。この罪悪感は、すでにとても不都合なものとなっている回路を否定的に強化し、親たちが自らの新生児に同一化する能力に足枷をしてしまう。

＊

子どもの調子がいいとき、すなわち幼児が人間関係において大きな困難を抱えずに成長するとき、対象という現実的なものが精神に課す制約は、子どもたちの世界のトポロジーそのものを再構成する。こ

1　D. Ribas, « Chroniques de l'intrication et de la désintrication pulsionnelle », *op.cit.*

2　B. Penot, « Ladite "pulsion de mort"?　Une force indispensable à la vie subjective », *Revue française de psychanalyse*, 70, 3, PUF, 2006, p. 767-779.

3　一次対象の備給の範囲が複数あることは、隣人の矛盾を孕んだ諸相を指し示している。すなわち、隣人は満足の対象であると同時に敵対的な対象でもあり、かつ〔子どもに〕親切な対象でもある。自閉症の子どもは自発的に、対象のこうした諸相をそれぞれ別々に保持している。

の制約は時間性（持続、すなわち恒常性とその限界）を生じさせ、一次マゾヒズムへの道を開く。原初的な欲動性が構成されるなかで、脱拘束の力は分化を促し、原初的なマゾヒズムを涵養する。この運動によって、付着性が目指す、一体化しようとする脱分化〔dé-différenciation〕*1に抗うことができるようになる。他方で——レーモンとノエが見せてくれたような——心的空間や、思考のための空間が発達するのに必要な付着性というものがある。ジュヌヴィエーヴ・アーグ[1]曰く、「正常な付着性」は、自閉症において病的なものとなった付着性と対置される。これによって私たちは、原初的な欲動の力の相互作用や、その構成へといたることができるのである。

　寄る辺なさ、すなわち不快の緊張が高まると、自閉症の子どもは、症状や、特有の思考様式を発展させることで、解体という脅威を払い除けようとする。これは、二次元空間における付着的くっつきに相当する思考である。そこで起こりうる唯一の出会いとは、先にジミーとともに見たように、二つの表面を結合することによる出会いである。付着性を優先して一次マゾヒズムを回避してしまうと、対峙している二つの力は、分離したままになってしまう。限界のないエロスに対応するのは、今やいっぱいに広がってしまった付着性である。[2]その一方で脱拘束は、さまざまな知覚同士が繋がり合うのを完全に妨げる。知覚がただ一つの感覚経路に限定されることと付着性が、世界への関係の特権的な様式となる。それに対して、原同一化は拒まれるか、もしくは忌避される。このようにして思考は、方向づけられていない世界の空間的論理に沿って展開する。

逆転移において一次マゾヒズムを保持し、持続させ、耐えぬくこと

だからこそ、付着性が転移に浸透するとき精神分析家は、まず、付着的くっつきの網に不可避的に捕らわれてしまうのである。「逆転移において（……）心的な時間が中断してしまうことは、倦怠、すなわち〔分析家と患者〕相互の脱備給である」[3]。自らの精神が不動化し、抑鬱やメランコリーがその精神に広がることで、分析家は思考の耐え難い空虚に晒されることになる。心的死と永遠の時間という幻想が、分析家の精神に焼きつく一方で、その心的な葛藤は無に帰され、その思考は削り落とされてしまう。そこで、反復強迫の究極の権化のように、絶望や空虚感、言語の意味の喪失が分析家のうえに重くのしかかり、分析家は超自我による迫害に晒される。

それが、治療のダイナミクスにおける重要な点である。私たちがすでに確認したように、分析家が自らの自我の一部を、自身の超自我の暴力に委ねようと決心するときはじめて、子どもにおいて何がしか

---

*1　訳註　細胞学の用語で、細胞が自らの特徴を失い、未分化な状態の細胞に戻る作用を指す。細胞は未分化な幹細胞から、前駆細胞を経て、分化した細胞になる。しかし、分化した細胞が前駆細胞に、前駆細胞が幹細胞に戻ってしまう現象が観察される。この現象が「脱分化」と呼ばれている。

1　「自閉症者は、補綴的な心の殻を失ってしまうと傷ついたままになってしまうのだが、彼らは自らの正常な付着性を形成したり取り込んだりすることができなかったのだろう」(G. Haag, « La psychanalyse des enfants psychotiques », *Journal de la psychanalyse de l'endant*, n°5, Bayard, 1988)。

2　理由は以下の通りである。一枚一枚溶けあったページのように、絶えずどんどん凝集させるという付着性の傾向を踏まえるなら、それを絶えずどんどん結集させるという性質をもつエロスに従属しているもの以外のものであると、いかにして考えることができるだろうか。それが「脱拘束を不十分に機能させること」の帰結である（B. Penot, « Ladite pulsion de mort? » *op.cit*）以上、脱分化に向かう付着性の「過剰」があるならそれは、自閉症者において欲動が分節化するとき、何かがエロスの方に傾いているということである。

3　D. Ribas, « Chronique de l'intrication et de la désintrication pulsionnelle », *op.cit.*, p.173.

が和らぐのである。臨床医が落胆に屈すること、そして自身の超自我からの報復と引き換えに脱備給することを受け入れるとき、欲望の運動が子どもの側《がわ》に生じることが可能になる。これは治療を受けている当の子ども自身による、そして分析家の思考をも再始動させる創造である。分析の作業における受容性と受動性という特有のポジション、すなわちこのポジションが前提とする中立性[*1]は、このダイナミクスにおいて重要である。この中立性は、自閉症の子どもたちが私たちに従わせるところの、〔分析家の〕行動の制約にまで行きつくのだ。

付着的くっつきという無意識的関係を受け入れる際のこの第一段階を、なしで済ますことはできない。この段階は生じなければならない。分析家の耐えぬく力、ある形態が描き出されるまで待機や不確定性、ナンセンスといった精神の耐えがたい状況にも備給する力、自分の逆転移の揺れ動きを探り当てる力、これらは変化の本質的な動因である。その心的な葛藤は、正面きって刺激される。子どもとの出会いによって引き起こされる刺激は、欲動解離という脅威のようにも受け取られるが、超自我、つまり「死の欲動が結集するこの場」とフロイトが一九二一年に語っていたものを強化するようになる。刺激は結局のところ、分析家の自我の方に反転する。思考能力を侵された分析家の前に、自身が今後変形させなければならないメランコリーが出現する。彼はこれに必然的に直面することになる。すなわち彼は、毎回のセッションで破壊性をいなすことができるようになるために、自身のマゾヒズムに背を向けなければならない。分析家の内面での静かな作業、つまり道徳的な苦痛を喪の作業に変成することは、破壊性に対する徹底操作を可能にし、サド－マゾヒスト的欲動性を絶えず再構成する。それは「メランコリーの作業」とベンノ・ローゼンベルクが『死にいたらしめるマゾヒズムと生の番人たるマゾヒズム』――この書物の賭け金は、リビドーをその対象から分離する能力にある――で記述しているものに似ている。

人文書院
刊行案内

2024,8　　鴨川鼠（深川鼠）色

ザッハー＝マゾッホ集成全三巻

ザッハー＝マゾッホ 著
平野嘉彦／中澤英雄／西成彦 訳

各巻¥11000

I エロス

習俗を巧みに取り込んだストーリーテラーとしてのマゾッホの筆がさえる。本邦初訳の完全版「毛皮のヴィーナス」、「コロメアのドンジュアン」ほか全4作品を収録。

II フォークロア

ドイツ人、ポーランド人、ルーシ人、ユダヤ人が混在する土地。民族間の貧富の格差をめぐる対立。複数の言語、ガリツィアの雄大な自然描写、風土、民族、習俗、信仰を豊かに伝えるフォークロア的作品。「ハイダマク」ほか全4作品を収録。

III カルト

あるいは「草原のメシアニズム」、あるいは「農本共産主義」（ドゥルーズ）を具現する、ロシア正教の異端宗派、ユダヤ教の二つの宗派など、さまざまなカルトが蟠居する東欧のスラヴ世界。マゾッホの宗教観を如実に語る「漂泊者」ほか、5編の小説および2編の論考を収録。

◎内容見本進呈
お問い合わせフォームにて送り先をお知らせください。お一人様1部までお送りします。

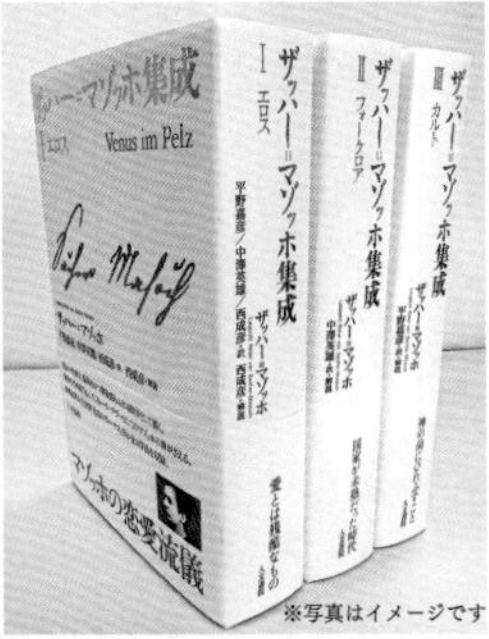

※写真はイメージです

詳しい内容や収録作品等の情報は以下のQRコードからどうぞ！

■小社に直接ご注文下さる場合は、小社ホームページのカート機能にて直接注文が可能です。カート機能を使用した注文の仕方は**右のQRコード**から。
■表示は税込み価格です。

人文書院
〒612-8447 京都市伏見区竹田西内畑町 9
TEL075-603-1344／FAX075-603-1814
編集部 Twitter（X）:@jimbunshoin
営業部 Twitter（X）:@jimbunshoin_s
mail:jmsb@jimbunshoin.co.jp

新刊一覧

セクシュアリティの性売買

キャスリン・バリー 著
井上太一 訳

搾取と暴力にまみれた性売買の実態を国際規模の調査で明らかにし、その背後にあるメカニズムを父権的権力の問題として理論的に抉り出した、ラディカル・フェミニズムの名著。

¥5500

人種の母胎

性と植民地問題からみるフランスにおけるナシオンの系譜

エルザ・ドルラン 著
ファヨル入江容子 訳

性的差異の概念化が、いかにして植民地における人種化の理論的な鋳型となり、支配を継続させる根本原理へと変貌をしたのか、その歴史を鋭く抉り出す。

¥5500

戦後期渡米芸能人のメディア史

ナンシー梅木とその時代

大場吾郎 著

日本とアメリカにおいて音楽、映画、舞台、テレビなど活躍し、日本人女優で初のアカデミー受賞者となったナンシー梅木の知られざる生涯を初めて丹念に描き出す労作。

¥5280

翻訳とパラテクスト

ユングマン、アイスネル、クンデラ

阿部賢一 著

文化資本が異なる言語間の翻訳をめぐる葛藤とは？　ボヘミアにおける文芸翻訳の様相を翻訳研究の観点から明らかにする。

¥4950

マリア＝テレジア 上・下

「国母」の素顔

B・シュトルベルク＝リリンガー著 山下泰生／伊藤惟／根本峻瑠訳

「ハプスブルクの女帝」として、フェミニズム研究の範疇からも除外されていたマリア＝テレジア、その知られざる実像を解き明かす、第一人者による圧巻の評伝。

各¥8250

戦後期渡米芸能人のメディア史

ナンシー梅木とその時代

大場吾郎 著

日本とアメリカにおいて音楽、映画、舞台、テレビなど活躍し、日本人女優で初のアカデミー受賞者となったナンシー梅木の知られざる生涯を初めて丹念に描き出す労作。

¥5280

読書装置と知のメディア史

近代の書物をめぐる実践

新藤雄介 著

書物をめぐる様々な行為と、これまで周縁化されてきた読書装置との関係を分析し、書物と人々の歴史に新たな視座を与える力作。

¥4950

ゾンビの美学

植民地主義・ジェンダー・ポストヒューマン

福田安佐子 著

ゾンビの歴史を通覧し、おもに植民地主義、ジェンダー、ポストヒューマニズムの視点から重要作に映るものを仔細に分析する力作。

¥4950

新刊一覧

イスラーム・デジタル人文学

須永恵美子 編著
熊倉和歌子 編著

デジタル化により、新たな局面を迎えるイスラーム社会。イスラーム研究をデジタル人文学で捉え直す、気鋭研究者らによる最新の成果。

¥3520

ディスレクシア

マーガレット・J・スノウリング 著
関あゆみ 監訳
屋代通子 訳

ディスレクシア（発達性読み書き障害）に関わる生物学的、認知的、環境的要因とは何か？　ディスレクシアを正しく理解し、改善するための効果的な支援への出発点を示す。

¥2860

シェリング以後の自然哲学

イアン・ハミルトン・グラント 著
浅沼光樹 訳

シェリングを現代哲学の最前線に呼び込み、時に大胆に時に繊細に対決させ、革新的な読解へと導く。カント主義批判により思弁的実在論の始原ともなった重要作。

¥6600

一つの惑星、多数の世界

ドイツ観念論についての試論

ディペシュ・チャクラバルティ 著
篠原雅武 訳

人文科学研究の立場から人新世の議論を牽引する著者が、ラトゥール、ハラウェイ、デ・カストロなどとの対話的関係のなかで示す、新たな思想の結晶。

¥2970

近代日本の身体統制

宝塚歌劇・東宝レヴュー・ヌード

垣沼絢子 著

戦前から戦後にかけて西洋近代社会、民主主義国家の象徴とみなされた宝塚・東宝レヴューを概観し、西洋近代化する日本社会の身体感覚の変貌に迫る。

¥4950

福澤諭吉

幻の国・日本の創生

池田浩士 著

福澤諭吉の思想と実践——それは、社会と人間をどこへ導いたか？　福澤諭吉のじかの言葉に向き合うことで、その思想と実践をあらたに問い直し、功罪を問う。

¥5060

反ユダヤ主義と「過去の克服」

戦後ドイツ国民はユダヤ人とどう向き合ったのか

高橋秀寿 著

反ユダヤ主義とホロコーストの歴史的変遷を辿りながら、戦後、ドイツ人が「ユダヤ人」の存在を通してどのように「国民」を形成したのかを叙述する画期作。

¥4950

宇宙の途上で出会う

量子物理学からみる物質と意味のもつれ

カレン・バラッド 著
水田博子／南菜緒子／南晃 訳

哲学、科学論にとどまらず社会理論にも重要な示唆をもたらす21世紀の思想にその名を刻むニュー・マテリアリズムの金字塔的大著。

¥9900

今回のイチオシ本

思想としてのミュージアム

増補新装版

博物館や美術館は、社会に対してメッセージを発信し、同時に社会から読み解かれる、動的なメディアである。日本における新しいミュゼオロジーの展開を告げた画期作。旧版から十年、植民地主義の批判にさらされる現代のミュージアムについて、論じる新章を追加。

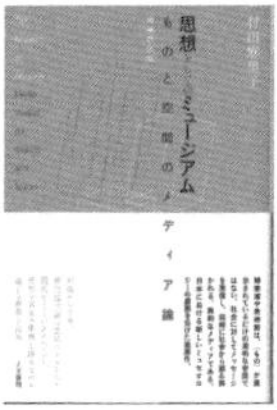

村田麻里子著
¥4180

復刊 呪われたナターシャ

現代ロシアにおける呪術の民族誌

三代にわたる「呪い」に苦しむナターシャというひとりの女性の語りを出発点とし、呪術など信じていなかった人びと—研究者をふくむ—が呪術を信じるようになるプロセス、およびそれに関わる社会的背景を描いた話題作、待望の復刊！

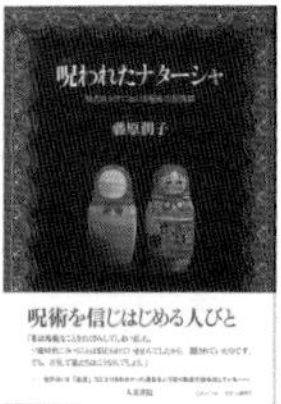

藤原潤子 著
¥3300

超越論的存在論

ドイツ観念論についての試論

存在者へとアクセスする存在論的条件の探究。「世界は存在しない」「複数の意味の場」など、その後に展開されるテーマをはらみ、ハイデガーの仔細な読解も目を引く、哲学者マルクス・ガブリエルの本格的出発点。

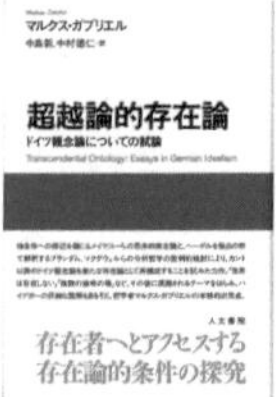

マルクス・ガブリエル著
中島新／中村徳仁訳
¥4950

はじまりのテレビ

戦後マスメディアの創造と知

1950〜60年代、放送草創期のテレビは無限の可能性に満ちた映像表現の実験場だった。番組、産業、制度、放送学などあらゆる側面から、初期テレビが生んだ創造と知を、膨大な資料をもとに検証する。気鋭のメディア研究者が挑んだ意欲的大作。

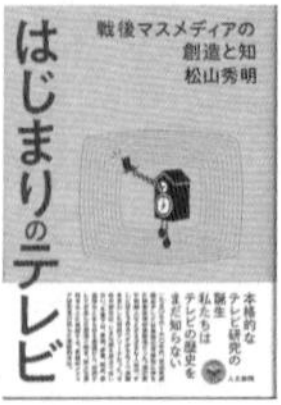

松山秀明 著
¥5500

さて、自閉症の子どもたちの治療における付着性の、欲動に関わる論点とは以上のようなものであった。分析家は離脱の作業や喪の作業に従わなければならないだろう。これらの作業を下支えしているのは、分析家が生き生きとしたまま、欲望を持ったまま、好奇心に溢れたままでいる力と、分析家が、自らの子どもらしさとの関係を生き生きとしたまま保ち、それに基づく、自らの幻覚的なものを取り戻す力である。この作業は、分析家の欲動のダイナミクスが持つ生気を試練にかける。なぜならここで困難なのは、まさにこの脱備給のただなかで、子どもがその儀式や常同行動を超えて、分析家自身の方へと差し向ける「極小の」サインに、分析家が注意深くあり続けなければならないということだからだ。自閉症の子どもが空間のなかに描き出す、複合的だが一見して馬鹿げている形態、バリエーションに乏しい動き、私たちが立ち会っていることに結びつく突飛なこと。これらのすべては、そこから物語〔récit〕が紡ぎ出し、言葉を編成し、思考が立ち上がるのを準備することのできる要因なのである。

　分析家が直面することを避けられない、抑鬱的で苦痛なまでに空虚な瞬間は、子どもが自らの思考を展開させることのできる地《じ》を構成する。自閉症的思考は、私たちが自らの一次マゾヒズムを整える能力に照準を定めているようだ。あたかも自閉症的思考が、破壊性を思考のうちに拘束する私たちのポテンシャルをチェックしているかのように。反対に、分析家による介入によって、あるいは場合によってはただ分析家がそこにいるというだけで、[1]自閉症的防衛が突破されてしまったとき、分析家の介入や存在

＊1　訳註　ここで、本章冒頭で放棄された中立性が、受動性の意味を帯びて戻って来る。

1　「予測しがたい意図や情動によって賦活された他者がただいるというだけで、心のなかを踏み躙られたような作用をする」(J. Hochman, « L'attaque de la pensée créative dans l'autisme infantile », *Revue française de psychanalyse*, 78, 2, PUF, 2014, p. 792-805)。

というのは、まさに刺激の過負荷となり、脱備給が引き起こされ、不安が堰を切ったように溢れ出す。ここで行われる解釈は、いかにそれが的を射ていて適合したものであっても、いっそう刺激を強め／掻き乱す、心の中に土足で踏み入って来る対象でしかないだろう。精神の骨組みのなかに、経験が正当な仕方で刻み込まれることなどないだろう。それゆえ分析家の介入はすべて、子どもがそれを耐えることのできる力を分析家が見定めることのできる、適切な量の範囲内に置かれなければならない。

しかしなぜ子どもは治療において、分析家や、内奥での欲動の構成に起因する一次マゾヒズムの揺さぶりに身を委ねなければならないのか。自己保存プロセスの結果生じる、生気を試練にかけるこうした傾向は、なぜ生じるのか。言い換えるなら私たちはどの段階で、自らの身を守り、また自らの対象を守り、生き延びようとする欲望を、対象からの攻撃に抗わせるのだろうか。それは、分析家の自由連想の作業や、思考が前提とする葛藤性それ自体が、子どもにとっては刺激を与えるものとして現れて、刺激の原因を抹消するよう子どもを駆り立てるときである。しかし、子どもの精神のこうした運動のなかには、避けることのできない他者の存在を認めているという、矛盾に満ちた形態が潜んでいる。この形態によって、子どもは同一化を考慮に入れざるをえなくなる。私たちの情動の運動は、自閉症の子どもたちの情動の運動に重ね合わせることはできないし、私たちの欲望は彼らの欲望と一致することがない。それらは自律した「生者」の存在を、そして彼らの心的生とは明確に異なる心的生、すなわち彼らにとって同化しえず、受け入れられないものの存在を証明しているのだ。

さて、一方で防衛機制によってエネルギー論的に拒まれているものが、ここでは反対に、原初の欲動性によって探し求められる。この欲動性とはすなわち、エロスと死の欲動のあいだの拘束／脱拘束のダイナミクスである。まさに生の反応の現れ——それは分析家の精神において欲動融合されたままである

——を引き起こすことでこそ、防衛機制は、死の欲動が制限された形で、だが不可欠に作用するのを可能にするのだ。そして死の欲動というこの分裂させ分離させる力は、付着性に反対するようになる。

サディズム、一次マゾヒズム、同一化

前章でノエは反例を与えてくれた。すなわち、自閉症的思考を展開することなく生じる〔自我の〕解体の臨床の事例だ。レーモンとは対照的に、彼は明らかに、マゾヒスト的な満足を求めていた。そのような次第で、当時通っていた病院で彼は、わざと二人の子どものあいだに入り込む様子が観察された。二人の子どもは、そのあいだで圧迫感や締めつけ感、窒息感を得ようとしてつねに争い合っていた。

彼のマゾヒスト的享楽の探求が一貫したものになったのは、両親から聞いたところによると、次のようなごく幼い時期に経験したトラウマ的な場面以来であった。すなわち、洗髪時に引き起こされた緊張性のクリーゼであり、それによって彼は呼吸困難に陥るほどに身を震わせた（それはクリーゼとの敵対、次いでクリーゼへの服従、そして最終的にはクリーゼに身を委ねることとして体験された）。その結果それは、今発現しているように、友だちと遊んでいるときにも反復されるようになった。この欲動図式の一貫性は、制約と苦しみへの備給、要するに自らの機能を果たすことのできる一次マゾヒズムへの備給を証明している。当初被った制約や窒息という体験を、探し求められた制約や窒息に置き換えたことは、原初的で倒錯した固着の様式に則って、ノエが自らの一次マゾヒズムを機能させる能力にその名残が見られる。したがって彼が求める締めつけは、他者の手を借りることになる。締めつけはノエによってコントロールされてはいないのだ。それとは正反対に、彼は他者の快や熱意に身を委ねる。かくして彼に

おいて、受動化された体験を通じて、友だちが遂行する圧迫によって、循環的でない時間性に開かれることが可能になる。なぜならこの圧迫は、一定時間の持続を耐えることを前提としているからだ。

自閉症の子どもは、それとは反対に、同じ問題に対して他の解決策を探求する。それこそが、テンプル・グランディンが発明した、かの有名なハグ・マシーンが説明しているものだ。[1] その滑らかな緊張は、自閉症の子どもを落ち着かせる。しかし彼女の装置の特徴、あるいはノエが発明した「遊び」との大きな違いは、グランディンにおいて圧迫の持続と強度が、経験しているあいだずっと彼女自身によって調整されているという点である。この装置は、主体自身によって「自己コントロール」されている、すなわち調整されているものであるのだから、それは単に鎮静効果があるだけではなく、「自己鎮静効果」があるものだ。

＊

受け取られたり与えられたりする苦痛は、マゾヒズムかサディズムか、というような欲動に関わる争点を明確化することができない。フロイトの見立てでは、サディスト的享楽は、対象に与えられた苦痛への、マゾヒスト的同一化を前提としている、とされることが思い出される。そして、私たちはレーモンにおいて、いかにしてこれが繰り返されているのかを検討した。彼が私を「おばけライト」で火傷させようとしたことは、彼が同一化することのできる情動を、私にも体験させることを目指している。〔だが〕レーモンの試みは、そのような同一化を可能にすることがなく、それはただ、サディスト的な光景によって彼のなかで引き起こされた興奮を再現することしかしない。確かに彼は私を痛めつけようとしていたし、確かに彼はそうしてサディスト的な快のようなものに近づいていた。彼はまたこのような仕方で、一見すれば、同一化を促す回路を働かせることに成功していた。すなわち、彼が私に体験させたことを通じて、彼は自身において抹消線を引かれた体験、言い換えるなら苦しみを認めることに成功していた。しかしこの「サディズム」が何よりもまず目指しているのは、ある情動に出会うことである。それは、彼が思い描くことに成功していない情動であり、かつそれはまずもって身体が一貫してあることをそのなかに見出すような情動である。私を介して、それを具体化する方法を見つけること。それは、今度は彼が作った「脚を切られて―悲しいなー」という歌によって、直接試みていることでもある。悲しみという情動は、喪失というアイディアに、身体的一貫性を与えるようになる。身体を経由するという迂回を通じてこそ、このアイディアが、実際に体験されることはなくとも、思考される術を見出すのである。

性的興奮をそそるマゾヒズムがここで、欲動性の統合力のように機能することはない。ひいては、先述のような穏健なサド-マゾヒズムの領域で、すなわち「からかい」の領域でレーモンと遊ぶことなどできない。彼にとってそのような遊びは、耐えがたい干渉に、さらには環境に由来する理解不可能な敵対性に過ぎない。彼の欲求についての根本的な誤解は、この干渉や敵対性によって、際立ったものとなる。同一化に近づくために彼は、対象の、葛藤に満ちた欲動の構成に身を委ねることができなければならない。そして対象とのこうした出会いが、自閉的空間を縁取るようになる。彼は、自身の精神の活気

1　この機械が、これから車で運搬される牛たちを鎮めるために使われた機械に、想を得ていることを思い出しておこう。

を守ってくれている対象の、原初的な欲動のエコノミーにおいて、こうした部分と具体的に出会わねばならない。この部分は、口唇性に根を張る、（心的かつ身体的な）生命の条件そのものである、原初的なサディズムとなって現れる。

レーモンは私を苦しませることに喜びを見出していたが、苦しませるという対象の使用だけでは、彼の動きをサディスト的であるとはっきり言うには不十分である。サディスト的なときめきを彼自身が体験するために、対象の苦しみを認めるということを、辛抱する必要がある。なぜなら苦しみが彼にとって、同一化の、口唇期的葛藤を彼に免れさせるような代替物であるからだ。[1] レーモンは同一化に身を委ねることができない。ゆえに、セッション中の私に苦しみを与えるこれらの遊びを通じて、私の情動を把握し、理解することを目指していた。

サディスト的享楽は、サディストが想像するところのマゾヒスト的快楽によって（たとえば被害者の眼差しのなかに読み取られるとサディストが思っている恐怖心を通じて）養われる。ここで、ちょうど逆のことが生じていると言うことができる。すなわち、これは「偽サディズム」、言い換えるなら、融合をすることなく、ジュヌヴィエーヴ・アーグが言うところの「捕食者の眼〔œil prédateur〕」[*1]を指し示すサディズムである、と。これは、「眼差しの相互浸透」によって、主体的な経験が道に迷ってしまうことである。確かに口唇期的アンビバレンツは回避されているのだが、対象の頭部の内奥を探し求める眼差しは、すぐさま予想通り回帰することがない。だからこそ、この眼差しは迫害的になるのだ。この隔たりのなかに、他者の欲望が挿入される。[2] それは何か？　判別されているのか？　透かしを入れられているのか？[3]　転移の両義性は、理解されたのと同時に勢いづく。いや、過剰に理解されたのと同時だろうか？

＊

同一化の端緒における外部の眼差しの重要性は、「個人史以前の」父への一次同一化についてのフロイトの仮説と一致する。というのも、「まさに同一化が、対象への備給に寄与していないという理由によって」[4]、父との関係は敵対的で、反‐性的〔antisexuelle〕なものとして受け取られるからである。父との関係は、「分裂を作り出すことがある」。この分裂によって父は、母と子のあいだに入り込むことさえなく、外在性という状況の中に置かれることになる。母の備給が身体の方に、肉的な投錨や、快楽の共有に寄与する眼差しの方に位置づけられるのに対して、父との関係は、決して同化されえない眼差しのレベルで作用する。恥という情動はナルシシズムに特徴的なものだが、それは分断によって排除されたこの眼差しが暴力的に戻って来ることを証明している。

1　ドゥニ・リバスが論じているところでは、原初的なアンビバレンツが、「口唇性の機能」において「不足しているように思われる」。Cf. « Chroniques de l'intrication et de la désintrication pulsionnelles », *op.cit.*

＊1　訳註　本書第5章冒頭で論じられる。

2　ピエラ・オラニエにとって、原初的なものから一次的なものへの移行はまさに、この外部の眼差し——快楽を体験すると想定された眼差し——の介入によって特徴づけられる。*Cf. La violence de l'interprétation, op.cit.*

3　パトリック・サドゥンの直観はここに由来する。彼は、自閉症者のための看護組織において、部屋の隅の有用性を主張している。自閉症者たちはそこに身を隠し、そこから周りの人たちを観察することができるからだ。

4　A. Green, *La clinique contemporaine, op.cit.*, p. 171.

4　二重構造とナルシシズムの構成

分身という形象の二つの運命

自閉症スペクトラムと類似した臨床像を持つ子どもとのセッションにおいて時折、分身というテーマ系が観察される。あるいはより正確に言えば完全に忠実なコピーというテーマ系、さらには（行動や形象の）二重化というテーマ系が現れるということが観察されている。このテーマ系はさまざまな形式をとることがあるのだが、たとえば複数の登場人物を演出するような遊びが取り上げられるときに、その形式がはっきりと分かるようになる。しかし、気づかれないまま過ぎ去ることもあるような行動が二重化していく事例においては、このテーマ系は目につきにくいものとなってしまう。

このテーマ系が突如として現れることで、回折点での治療、可能な合流点での治療が可能になる。幾度かのセッションを通して自我 - 身体を構成するという長い作業の後に、しばしば子どもはそのような状態にいたる。この作業はまた、自閉症的思考のぎこちない論理を考慮に入れなければならないものでもある。エスター・ビックは自身の患者ソニアとのセッションで得られた事例を挙げている[*1]。彼女のなかで二重化はまず、離別に結びつけられた運動形式において現れ、次いで彼女の全行動において現れる。その結果、最終的に彼女は想像上の双子の姉妹を作り出してしまう。この想像上の双子の姉妹のおかげで、ソニアは自らの分析家がいないことをやり過ごし、彼女との再会の時を待つことができるようになるのだ。

いくつかの事例では、子どもは真の「二重構造」によって、二次元の世界を放棄することなく、情動同士の現在の葛藤を処理するための手段を手に入れる。だから、第三者性〔tiercéité〕[*2]への道は存在しない。それは差し迫った困難に直面した妥協的解決策なのだ。状況に応じたこうした解決策は、それが数学の証明のようでありうるという意味ではエレガントだが、現在の葛藤が消え去ると放棄されてしま

*1 訳註 *Cf.* Esther Bick, "Further considerations on the function of the skin in early object relations," in *The Tavistock Model: Papers on Child Development and Psychoanalytic Training* (Revised Edition), Karnac Books, London, 2011.〔なお、ジュベールは以下の仏訳を参照している。E. Bick, « Considérations ultérieures sur la fonction de la peau dans les relations d'objet précoces » (1986), *Les écrits de Martha Harris et Esther Bick*, Éditions du Hublot, collection « Tavistock Clinic », 1986.〕

*2 訳註 原語の tiercéité は一般にはチャールズ・サンダース・パースの術語「三次性（thirdness）」のフランスにおける訳語とされる。パースにおいて「三次性」とは、即自的な状態を表す「一次性」、他のものとの差異によって形成される二項関係を表す「二次性」に対して、さらに第三項が加わり、一般性が獲得される状態を示す。この文脈では二者関係に第三者が加わることで、関係における対称性の崩れが一般的な人間関係へと開かれる契機であるとされる。したがってここではその文脈を踏まえて「第三者性」という訳語を当てることにする。

う。別の事例では、分身や二重化の登場は、ボディ・イメージの深い次元での変容作業があったことの証拠となる。これによって子どもは、まず鏡に（すなわち自身を統一されたものとして理解することに）、次いで共有された情動の世界に、そして最終的には有効なナルシシズムが構成されることに開かれる。なぜ一部の子どもは、他の道とは異なるこうした二重構造の道にはまり込んでしまうのか。レーモンとエクトルがそれぞれどのように変化したのかを比較することで、私たちが答えを与えることを試みていくのは、まさにこのような問いに対してである。

状況の解決

レーモンについては、先にも取りあげた。私が彼とはじめて会ったのは彼が六歳のときだったが、彼は手に余るほどの刺激をつねに探し求めているようであった。予備面談の場で、レーモンの母親は自身の腕のなかでもがき回る、あやすのが難しく活発な赤ちゃんを回顧していた。彼にはアトピー性湿疹ができ、それは生後三ヶ月から断乳するまで続いた。しかし自らの子が抱えるトラブルの原因については、もっと後の出来事と関係があると彼女は考えていた。――彼は養育してくれた乳母のなかに、自分より年長の男の子の人格の「分身《アルター・エゴ》」を見ていた。この分身が乳母からいなくなってしまったとき、当時十八ヶ月だったレーモンは、突如として鬱状態のような無気力に陥ってしまった。この「原因の話」には、分身の人格――これが失われると、子どもは生命の跳躍《エラン・ヴィタル》を奪い取られるのだが――が介在している。そしてその奇妙な残響は、後になって行われる彼女の息子とのセッションの内容のうちに、見出されることになる。

治療の開始当初、彼はローランと同様、バスの路線とバスの交差に関心を示していた。バスの路線は彼にとって、三重の機能を持っていた。まず、バスの路線のおかげで彼は、複数の線とその合流とでなされる地図の空間を構成することができた。次いで、バスの路線は、レーモンの父が仕事に出かけていなくなるとき、レーモンを父から引き離す道路を物質化するようになる。最後に、バスの路線によって彼は、父の出勤に起因する不確かさ――このバス、そして父はレーモンに二度と会えないのかどうかについての不確かさ――に結びついた刺激を、再現することになる。刺激が彼の全身に広がる。刺激はレーモンの話[*1]のなかにも染み込んでいるのだが、正当な仕方で幻想のなかに拘束されるまでにはいたらない。しかし彼は、刺激の再創造を可能にしてくれる気晴らしを見出した。それは、巨大で恐ろしいコンバイン作業機が主人公であるアニメのらくがきである。主人公のフラッシュ・マックイーン[*2]という名前自体が、このコンバインが彼にもたらす刺激の一因となっている。しかし、この登場人物をめぐって構成するにいたった幻想の兆しは、細分化された、迫害的な刺激以上のものにはならない。この兆しには、はっきりと分かる自閉症的雰囲気があった。「僕、ライオンの口のなかに落ちちゃった。（……）ライオンは火山の穴のなかに落ちちゃった[*3]。」レーモンの言語化能力は、レーモンが終わりのない落下の不安、もしくは頭に底がない不安を支配するにあたっては、副次的にしか助けにならない。

私がそばにいることで彼は、私を痛めつけたり、「おばけライト」で火傷させたりしたくなっていた。

＊1　訳註　レーモンがするさまざまな話については、本書第2章を参照。

＊2　訳註　ディズニー&ピクサーの3DCGアニメ映画『カーズ』シリーズの主人公「ライトニング・マックイーン」は、フランス語版では「フラッシュ・マックイーン」という名前で登場する。

＊3　訳註　本書二四頁参照。

しかしこうした最初の段階が終わると、彼はある儀式化された遊びを始めた。そして私は、この遊びの「声」となった。この遊びは当初、刺激を取りまとめることができているように思われた。違反を犯してしまった子ども達が警察に捕まり、投獄され、裁かれる。しかしながら私は、この遊びがサド－マゾ的な幻想を現実化するためだけのものではないことを、すぐに見破った。その効果が目的に達するように、彼は私にリズムとイントネーションをそっくりそのまま繰り返すことを強いた。このそっくりそのまま繰り返されるリズムとイントネーションだけが、隠されることのない性的快楽の波の堰を切ることができるのである。

全く同じになるように二重化するというテーマがセッションに現れるのは、解体されたサド－マゾ的葛藤が最高潮に達したときである。彼はまず、自身が抱く興奮に、幻想によって一貫性を与えるようになる。マティスとジュリアンという名前——学校の友達から取られたものである——という二人の子どもが言い争っている。両者は鏡に映ったように向かい合っており、ナルシシズムという問題系を思い起こさせる。さらに、レーモンは二人を、二体の厳密に全く同一のカバの人形で表す。この人形は備品のなかで使用可能とされていたもののなかから、レーモンが見つけたものである。彼は二体のカバを並べて、対面させる。しかし登場人物と場面が増殖していくにつれて、レーモンは刺激によって、自らの思考を構造化することができなくなってしまう。この分身物語に、別の物語が素早く紛れこむ。新たな登場人物「猟師のベルナール」が二頭のカバのうちの一頭——今度はジャン＝ピエールという名前で呼ばれている——の腹部を切り開く。ベルナールはこの腹部に閉じ込められていたからだという。レーモンはよそで聞いた童話（『赤ずきんちゃん』）の要素を転用し、生殖と口唇期的攻撃性についての何がしかを、セッションにおいて（意味のある「継ぎ当て」のように）描き出そうとしていることに、私は気づいた。ファーストネームだけが異なる主人公たちの対立は、口唇期的な欲動性を備えた三人目の登場人物が出て来ることで、思いがけない展開をとげる。プテロダクティルス[*1]である。その人形は醜く、鉤爪がついている。そして鋭い歯が生えている。レーモンはこの人形が先史時代の動物を表していることを知っていた。だからこそこの人形は、欲求不満の赤ちゃんの泣き声を発するのである。そしてこのプテロダクティルスは二頭のカバに襲いかかり、それを生け簀のなかに連れ去る。レーモンはこのもつれ合った闘争によって、嫉妬深く、両価性を持つ、強い口唇期的攻撃性を表現しているのである。

さて、ここでこの闘争はびっくりするような結末を見ることになる。もつれ合った緊張が高まり、一定の程度になったとき、最初に登場した男性同士の対が分裂して二組になるのだ！　あるいは、より正確に言うなら、この対が女性同士の対（校庭にいた二人の女の子）になって倍加されるのだ。この着想によってレーモンは、葛藤の生じる場面をどんどん増やしていくようになる。二人の女の子は互いに言い争うこともあるが、男の子たちと二対二で言い争うこともある。はたまた、女の子のうちの一人が男の子のうちの一人を批判し、それによって残りの二人の子どもが介入することになる、等々。これは興味深い増殖であり、彼にとって、自己生成という幻想の代わりになるものであるように思われる。[1]

＊1　訳註　ジュラ紀から白亜紀に生息していた翼竜の一種。

1　「登場人物」のこの類の増殖は、ファンタジー漫画において非常に高い頻度で、循環的で可逆的な時間性とともに見出されるものである。

「二重構造」

レーモンが快を得るためには、校庭で起こった出来事を再現しなければならないということに注目しよう。こうした出来事をこのような仕方で構造化することで彼は、葛藤を生み出すシナリオを作り出すことに——ただし三角構造を持ち出すことなく——成功する。第三の登場人物（猟師のベルナール、あるいはプテロダクティルス）は子ども同士の争いの種に対する、非常に退行的な口唇期的攻撃性を持っていて、それが非対称を作り出す。この第三の登場人物は、効果的な第三者性を具現化するにはいたらない。いわば、同じ校庭では遊んでいないのだ。第三の登場人物は、心を掻き乱すほどの強度を持った口唇期的欲動性を整流し、「双子の」対立のなかに迂回させることで、この欲動性を表現することを可能にしてくれる。こうして、レーモンは分身たちを「作り出す」ことによって、欲動の状況をコントロールしている。しかしそれと同時に彼は、真に意味のあるいくつかの差異——とりわけ実際に認知されている性差——を考慮することで欲動の状況を構造化してくれるものを、無視してしまう。彼のシステムにおいては、男の子グループと女の子グループは完全に対称的な仕方で働いているからである。そこには嫉妬もなければ去勢もない。彼が女の子たちに与えた——そして彼を惹きつける——唯一の違いは、彼女たちの声の特徴的な甘さである（おそらく女の子たちは突然大声を挙げたりしないということだろう。そしてそこに自閉症者の思考の「特徴」が見出される）。レーモンは言う。「僕ね、女の子が大好き、女の子は同じ声してないからね。[1]」

この構造の利点は、注ぎ込まれた欲動の力に応じて、二つのものからさらに二つのものを無限に複製することができる点である。実際、ここで他の動物の対が争いに導入されるのだ。最終的に、登場人物たちによる混沌から出現して来るのは、一種の家族であり、安定性への一時的な回帰である。しかしこの家族は非常に特徴的である。なぜならこの家族にはパパとママと息子とその弟がいるのだが、彼らを表す人形は、またしても二体ずつ全く同じだからである。パパとママは二体のライオンで、どちらにもたてがみがついている。このように家族を構成することで彼は、二体の人形の対からなる結びつきによる、変わりやすいグループ分けを再演することができる。しかしグループ分けをしたところで、葛藤に対する何の解決にもならない。そこで、猟師が再び登場する。ママを殺すのを楽しむことで、この猟師はレーモンの口唇期的攻撃性を備えるようになる。両価性が復活し、混乱した弱肉強食関係が新たに続く。猟師がママの帽子をかじり、ママは猟師の銃に嚙みつく。猟師は自らの命運を憐れみながら、うめき声をあげる。「ああ！　ウソだろ！」ヘルメットと制服を身につけた登場人物が現れる。しかし、象徴的なもの、つまり権威を代表するこの人物に漠然と訴えたところで、状況を鎮めることなどできない。それればかりか、権威は状況を混乱させることしかしない。この新たな登場人物すらも、お母さんライオンとけんかを始めてしまう。さらにそれをプテロダクティルスが連れ去ってしまう。プテロダクティルスもまた愚痴をこぼす。「ああ！　あいつやられたな、血が出てやがる！」

このときレーモンは、おそらく興奮しすぎたのだろうか、遊びを中断してしまう。彼はさっきまでし

1　学校の先生が突然声を「爆発させる」ことで享楽が彼にもたらされることと比較しなければならない。これは付着がしがみつくことのできる、知覚にかかわる根本的な出来事の事例のうちの一つである（声の爆発は聴覚にとって、視覚にとっての「輝き」に相当するものである。ジュヌヴィエーヴ・アーグはこの声の爆発の惹きつける力を指摘している。Genivière Haag, *Imitaton, identification chez l'enfant autiste*, Bayard, « Paidos », 1992 を参照）。

ていた遊びからいきなり抜け出し、大きなガラス窓にへばりつく。バスが通るのを待っているようだ。そこにいれば、バスが来るのを待ちぶせることができる。落ち着いたところで、彼はセッションの時間がまだあるというのに逃げ出してしまう。そして窓辺のカーテンにくるまっては、何もない空中や、部屋の明かりのばねを爪の先でつんつんしている。興奮を拘束する幻想に対する解決策がないので、自閉症的な自己感覚沈潜に戻ることしか彼には残されていない。

釣り合う点か、それとも過程を伴う運動か？

分析を始めた頃のサド－マゾ的な場面のなかでのレーモンの興奮については、当初、抗争し合う双子の人形が出会うことで、解消されるかもしれないと思われた。しかし「二重構造」は、欲求不満の赤ちゃん――プテロダクティルスで表されている――が、都合よく現れるのを止めることができない。確かにこの二重の構成は、口唇期的欲動性（そこではすべてが、散り散り、ばらばら等々になってしまっている）に対する比較的よくまとまった解決策を与えてくれるのだが、欲動性を拘束するのに十分な力はない。だから捕食者ごっこや彼の行動において、自閉症的な常同行動が定期的に出現するのだ。それは結局、思考が伴う活動のなかに、欲動性を抑え込むことができなくなったときに生じるのである。自らの分身を、つまり、乳母と過ごした時間に存在していた他者である自分自身を失ったことで生じた、初期的な抑鬱状態は、おそらくレーモンにおいて、二重になった想像的なものとの衝突を助長していたのだ。それはちょうど、根本的な寄る辺なさに対する一種の原初的な防衛のようなものである。

レーモンは刺激によってもたらされる快のために、刺激を求めつつもそれと闘っている。しかしこの刺激はレーモンを当惑させ、彼にとって手のつけられないものになってしまう。そして彼は、あたかも何をすべきか分からなくなってしまったかのようになる。最初の何回かのセッションで、彼は私のオフィスにある「電化」製品を攻撃しようとした後に、攻撃の矛先を直接私に向けるということがあった。そこから分かったのは、転移を伴う対決というのは、御しがたいアンビバレンツを掻き立てて、問題を混乱させることしかしないということだ。こうした状況において、二重構造が現れる。これは、断片的な物語に依拠することで、葛藤を構造化するための試みを形成するものだ。しかし彼にとってこの断片的な物語だけでは、刺激を思考と（つまり、彼と対象との関係によって構成される欲動性と）絡ませることができない。したがって刺激がある程度を超えてしまうと、反り返りや決まり文句《リトルネロ》、常同行動に囚われる以外に、これを解消する手立てがもはやなくなってしまう。彼はこの分身システムを発明したにもかかわらず、自閉症的世界の外部に彼を開いてくれる第三者性のなかに組み入れられるにはいたっていないのだ。しかし、エクトルという別の子どもは、他の解決策が可能であるということを、当初は〔レーモンの例と〕類似しているかのように映った心的状況から示してくれるだろう。

エクトル

エクトルは彼が三歳のときに、自閉症の症候があるということで、幼稚園から私たちのところに[1]回されてきた。端正な容姿をしていて、筋骨が逞しく、緻密で強情な子だった。彼はテレビで聞いた言葉を

1　私はこの「私たち」という語を、医学心理センターを指すものとして用いている。

復唱する以外話すこともなく、その行動も落ち着きのないものだった。彼は視線を直接交わすことは決してなく、つねに斜交いにしか目を向けない。そしてミニカーを並べるというような、繰り返しの遊びに際限なく没頭したり、ドアノブやスイッチ、ファスナーのような生気のない物をじっと見つめたり、どこかに車で行く道のりに熱中していることを教えてくれたりした。焦点が合っていないことが、自閉症に典型的なトラブルを引き起こすのではないかという不安を強めている。そして当時、彼の弟は生後一ヶ月だった。

　彼ははじめのうちは、治療グループの監督下におかれ、週に二回専門発音矯正士に見てもらっていた。しかし、強烈な口唇期的攻撃性によって、エクトルはこの治療に耐えるのにも苦心するようになる。彼は看護者の胸や臀部に噛みつこうとしたのだ。ただ、この攻撃性は吉兆でもある。なぜならこの攻撃性によって、彼が生き生きとしていることと、彼においてはなにがしかの対象に向けられた欲動性があることが証明されたからだ。それから数ヶ月後には、精神療法が週に一度の割合で始まったが、発音矯正士による監督が続いていた。彼は四歳半になり、幼稚園の年中組に進級していた。

　私はすでにエクトルとその母親との出会いについて語っているが、[1]ここで改めて触れておこう。彼女は下の子も連れて、私のところにやって来た。面談中、その子に授乳するためにブラウスのホックを外した。エクトルはその光景を間近で見て魅了されたようで、釘付けになっていた。母の胸元が弟に占領されているため、彼はチューブ糊をつかんで、乳首の代わりのようにキャップをしゃぶり始めた。ローランと同じく、エクトルはこの光景を再現するために、彼自身の感覚能力に頼ることにしたのだ。この動きが、同一化ができないことを証明していた。糊のチューブの端っこを、乳房を吸うようにしゃぶりながら（丸くきらきらした平面で、そこから乳房の形をした突起が浮き出ている）彼は、同一化によっては接続しえない身体的体験を理解しようと、すなわちそのような身体的体験に形態を与えようとする。

この失活された部分対象（チューブ糊の突起）を具現化することによって、彼は、鼻面を根こぎにされることへの不安を解消することができる。この不安というのは、弟が授乳されるという光景が引き金となった、口腔部の興奮によって引き起こされたものである[*1]。そして彼が生気のない対象に、つまり「硬い自閉対象」[*2]に関連するような代理対象に頼っていることから分かるのは、彼のなかで自閉症的な思考様式が支配的であるということである。乳房を使用することと乳房の代用品を使用することは、全く異なる。乳房は、その機能からズレた対象である。乳房には甘美で柔らかな物理的な性質がある。さらに、乳房は「ママに与えてもらう」ものだ。こうした側面が、潜在的な移行対象の連なりのなかで、乳房を決定的な座に据えつけている。にもかかわらずエクトルは、自らの感覚と欲望に形態を与えるべく用いるチューブ糊の突起でもって、代理による満足を自分で見つけることができる能力をあらわにしたのだ――たとえその満足というのが、部分的かつ生気を欠いた仕方によるものだったとしても。この「着想」は、エクトルのなかに、置き換えのいくつかの基本的な能力（前意識の機能にとっての本質的なメカニズム）に加えて、付着によるコラージュには留まらない同一化の試みがあることを示している。

1　M. Joubert, *L'enfant autiste et le psychanalyse*, *op.cit*, p. 59.

＊1　訳註　本書第2章に登場したノエを参照。

＊2　訳註　「自閉対象」についてはフランセス・タスティンを参照。ここでは、糊のチューブが硬く、自閉対象と関連していることから、エクトルのなかで自閉症的思考が優位になっていることが分かる。だがそれ以上に、代理されている対象が乳房であることが重視される。すなわち自閉症的思考の影に、乳房と糊のチューブとの関係を通して、代理の能力や同一化の端緒が垣間見える。

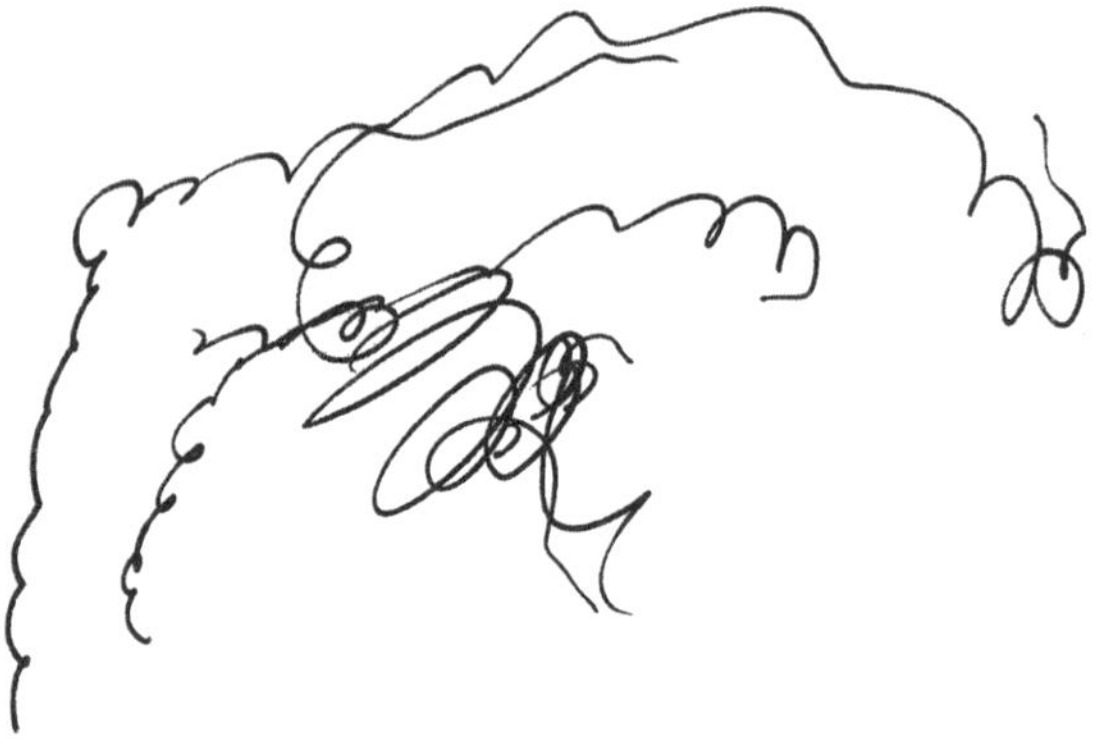

これらの特徴――置き換えることができる能力と同一化の試み――によってエクトルは、臨床開始当初の問診票にあるような深刻さとは裏腹に、レーモンとは明瞭に区別されるのである。

エクトルの変化は、ゆっくりながらも一定の経過を辿ることになる。口唇性に対する彼の備給は、衰えを知らない好奇心を下支えしている。治療のなかで彼の描くデッサンは、少しずつ、統一された身体についてのイメージを構成していく。同時に、その身振りにおいて彼は、諸々の起源についての理論を作り上げようとする。この穿鑿狂《せんさくきょう》的〔épistémophilie〕で強烈な仕事のさなかで彼は、レーモンとは対照的に、分身という形象によって、ナルシシズムの構造化をはじめる。私たちはこれからこのことを、その道のりにおける練り上げの契機のなかに辿っていこう。

分身への付着、考えるための身体

診察を始めた当初から、エクトルはグラフィック・アートへの興味を示していた。彼が最初に描いたデッサンには、運動とバランスという観点から見て、興味深い造形的特徴があった。彼は輪っかと波をいくつも描いた。

彼はまた、同じものを縦に並べていくことに多くの時間を費やした。並べるのは、色鉛筆や一枚のシートから切り抜かれたフリンジ――こうした詳細は後に興味深い発展を遂げることになるのだが――そしてエクトルよりも前に通院していたレーモンと同じように、おもちゃ箱のなかから見つけた、二体の全く同一のカバの人形等々であった。並べる対象は黒いものであったり、充実感のあるものであったり、硬いものであったり、変形できないものだった。別のときエクトルは、チューブ糊の上に穴が空いていて、そこから糊が少し漏れ出ているのに気づいた。彼はその糊を自分の指につけて、それを見つめていた。指が徐々に離れることで糊は伸びていき、彼はまた指を閉じる。彼は〈密着した／引き伸ばされた／また密着した〉という流れに魅了されたようで、この操作を長いこと繰り返していた。

彼はなおも、小さなバイクのおもちゃに手を添え、それを赤ちゃん用の家の、端から端まで横断させては、反対側で捕まえるという遊びに興じていた。これは、断絶を解消するサーキットだったのだ。彼はこのようにして、後頭部を通過して落下してしまうという不安を払い除けることができたようだった。[*1]さらに、禁止という固定によって彼は、刺激を処理するための幻覚の地盤を、同一の方法で展開することができるようになる。待合室で弟といる母親の声を聞くと、彼は二人に会いに行こうとする。彼が行かないように私が防ぐと、彼は横たわり、背中と頭を床につけながら、長い夢想に身を委ねるのだった。

彼が五歳のとき、付着が彼の作動の中心に来るようになる。短いスパンで反復される遊びのなかで彼は、オフィスの床に唾の泡を落としては、そこにおもちゃのバイクを走らせていた。半年前に糊でしていたのと同様に、彼は、オフィスの床と進んでいく車輪とのあいだで、唾の糸が途切れるまで伸びてい

＊1　訳註　本書二四頁および一一九頁参照。

くときの張り具合を実験していた。そして彼は、車輪が残した痕跡を観察し、またこの遊びを始める。身体に由来し、再現可能な痕跡を残す〈くっついては剝がれて〉という実験に再度取りつかれたようだった。彼は催眠にかけられたような状態になり、セッションが終わったと告げると、怒ったような抵抗の身振りをするようになる。このような付着の遊びは数ヶ月にわたり何セッションも繰り返し続き、エクトルは私に身動き一つもせず、一言も発しないように求めてきた。私はオフィスの壁紙の模様にでもなったかのような感じがした。

最初の二重化

しかし彼は少しだけ心を開き、話し始めるようになる。主体化させるような経験が、グループ療法のなかで展開される。彼はこの治療中、子どもたちや精神療法医に触れることに没頭していた。こうした接触にはある特徴があった。それは、他者の性器や臀部を触りながら、自分の姿を鏡で見つつ、自分のいいいいいいいいいいいい身体の同じ箇所を触っているという特徴である。彼はこのようにして、いわば同一化する以前の前表象〔préreprésentations préidentificatoires〕の遊びを展開しているのだ。なぜなら彼にとって問題なのは、他者の存在の感取を、自分自身を通じて作り上げることだからだ。この感取はこうした体験を統制し、復元し、それに一貫性を与える。受動性と能動性の様々な可能性を結びつけるこの遊びのおかげで、欲動性を構造化することができるようになる。エクトルは動的行為が引き起こす感覚を、眼差しを媒介にして再現しているのである。自身の身体への換喩的な置き換えは、エクトルの弟が授乳されていた最初の光景を思い起こさせる。

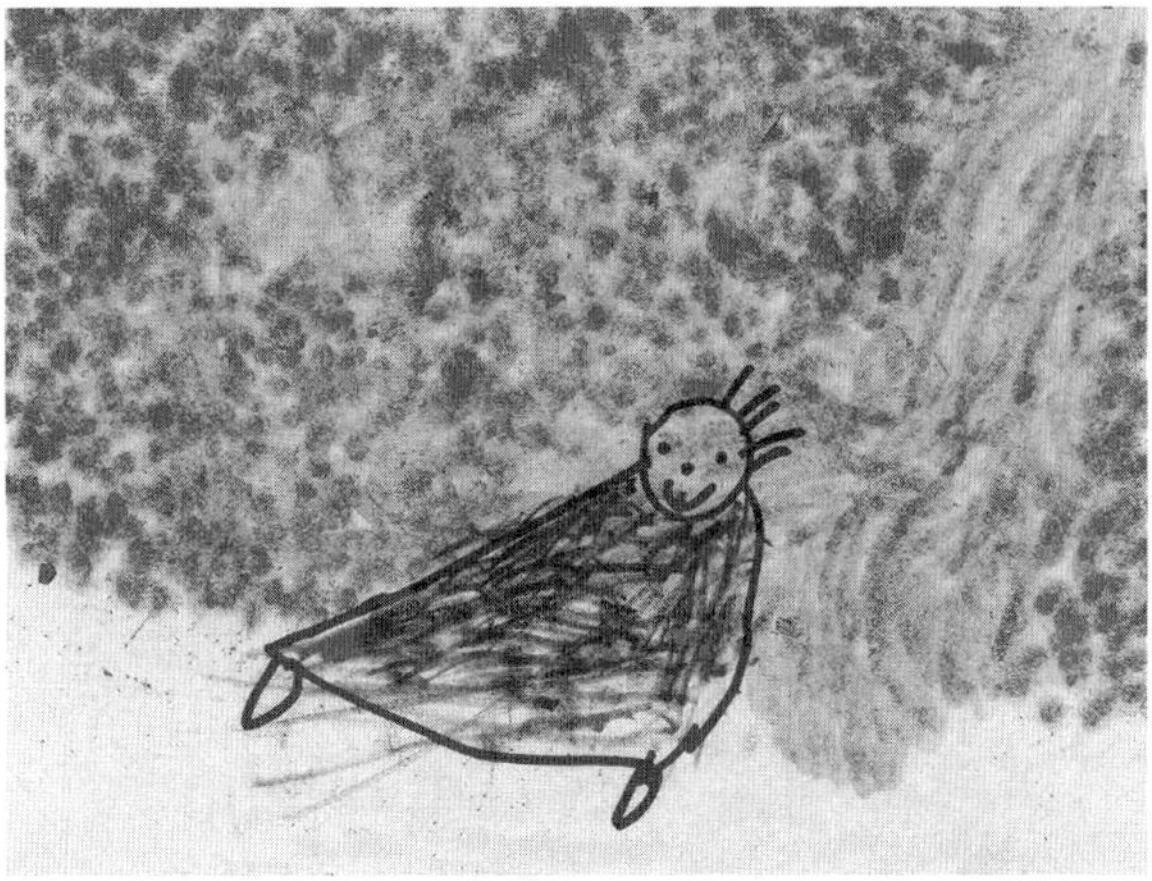

1　その六年後、同じ言葉が、不機嫌で抑鬱的な運動を名指すのに用いられることになる。このことが、文脈からしか推測しえないものを確固たるものにする。

当時（作業開始から一年半後）のデッサンが示すのは、袋状に描かれた人型の形態の表象を、彼が自由に扱うことができるということだ。しかし不安の種は、この形態が描かれるやいなや、ドットで——フェルトペンで描かれ、怒りに満ちた身振りで押しつぶされている——覆われるということだ。彼が言うに、「これ、雨だよ。[1]」

そして数ヶ月にわたって彼はクレヨンで、あらゆる形態が消え去るようにベタ塗りをする。このベタ塗りからは、当初表れていた人間の形象に対する防衛運動が露わになっているように思えた。

＊

その六ヶ月後、ある種の有機的な形態が登場する。輪郭と、平行線で描かれたその中身である。そして、同じセッションのときに描かれた二番目のデッサンから、彼が当初描いていた、描線や波線が再び取り入れられる。しかしこ

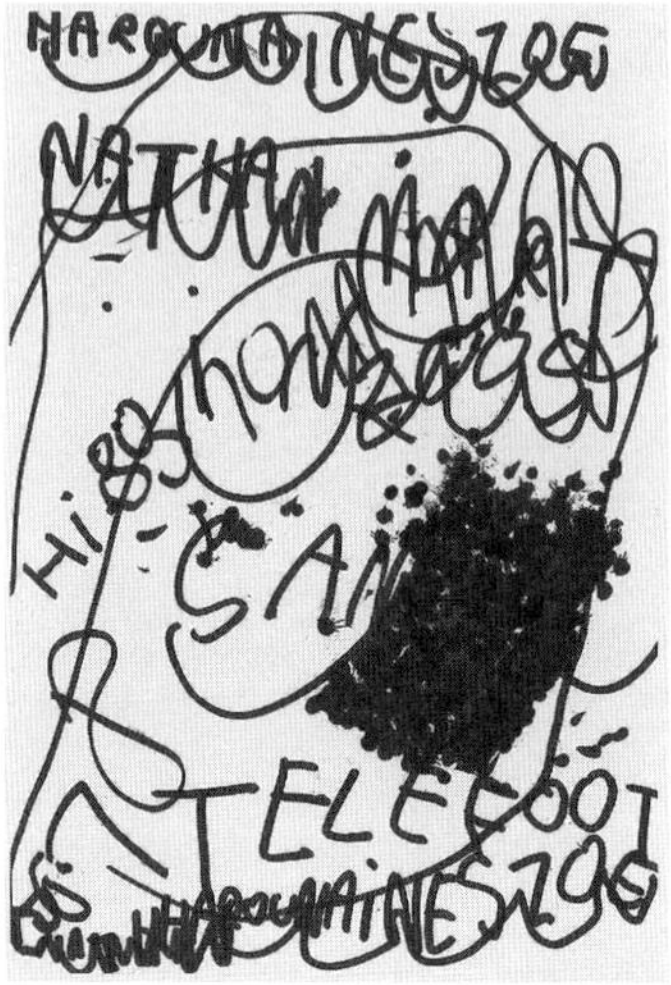

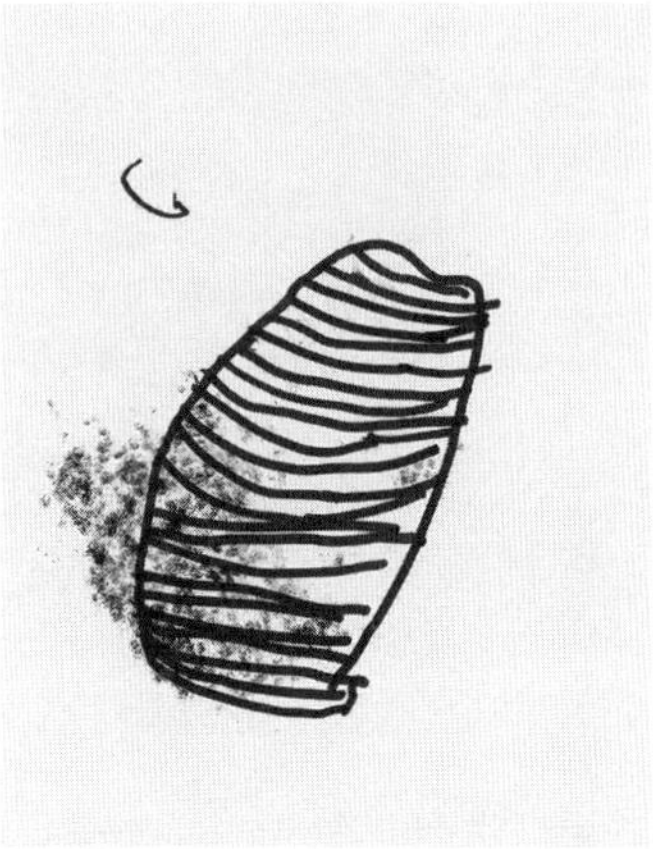

のデッサンのなかでは、こうした線が彼の学校の同じクラスの子たちの名前の文字と絡み合っている(彼はこのとき七歳になっていて、アルファベットの大文字を書くのを学び始めていた)。

しかし八歳になって、彼はわずかな変化やギャップ、引き剝がしをうまく我慢することができなくなり、長い月日にわたって、不動と静止がセッションを支配していた。彼はミニカーのトラックやバスを、排気音の真似をしながら出会わせたり、接触させたり、離れさせたりして遊んでいた。だがある日、何かが起きる。私が夢想から目覚めると、エクトルが新たな活動に没頭しているのに気がついた。彼は自身の爪とミニカーのタイヤを、交互に、蛍光ペンで、とても注意深く塗っていたのだ。彼は爪とミニカーの表面を塗り直しては、それを二重化させていたのだ。この操作は、情動の特徴的な基盤の上で展開されている。つまり、一つの夢想が、私と彼とのなかで同時に作られていたのである。この回、彼は帰るのに難儀せず、反対することもなく私のもとを離れることができた。身体に描きつけることで、表面の取り扱いが彼の皮膚の上に移動したために、断絶を耐えることができるようになったのだ。あたかも表面が、実質的に全体を繋ぎとめているかのように。[1]

一年後、状況はほとんど変わらなかった。確かに彼はしばらく前からおもちゃの人形で遊びはする――彼は人形の服を脱がせて、その下に何があるかを見ようとする（ちょうど彼がグループ治療での精神療法医に対して実寸大でしていたように）――が、私が介入しても、彼はこの遊びを再開しては繰り返し、私に、じっと動かずに一言も発さないように強いる。再び、トラックとセミトレーラーが排気音を出しながら交差する。だが彼はまたしても、私が考え事を始めて心ここに在らずになった隙を突いて、遊びをやめてしまう。私は、彼がおままごとセットと、おもちゃの人形で遊んでいるのにふと気づく。彼はこの人形を、人形用のベッドと一緒に配置していた。それはあたかも、彼が一つの物語を構成しているかのようだった。私には、この目覚ましい変化をもたらした脈絡を、結び直すことが全くできない。なぜ今日になって、純粋な好奇心による彼の活動が、人形を操作することで性体験を再現する彼の活動が、突如、一見象徴的かと思われる遊びに変化したのだろうか。後になって分かったのだが、彼の母親は当時、妊娠五ヶ月を経過していた頃だったという。彼のこうした新たな活動と、エクトルの母親の妊娠とを結びつけないでおくことができるだろうか。

何ヶ月かして、待合室にエクトルを迎えに行こうとしていたとき、私は彼の母親が赤ちゃんに授乳しているのに気づいて、驚かされた。それが彼女の末っ子で、彼女が妊娠していることに私は気づいてい

1　これは、エスター・ビックが「早期対象関係における皮膚の体験」のなかで、付着的なアイデンティティについて与えた定義である。〔訳註　エスター・ビック、前掲書。〕

なかったのだ！　この言葉なき物語から私は、ここ数ヶ月ずっとエクトルが繰り返し、言葉を発さずにしていた遊びのことを考えた。この遊びは一種の、来たるべきカタストロフを無効にしようとするものではなかったのか？　とはいえ私は、彼の言語活動がはっきりと向上していたことに気づいたのと同時に、彼が文を互いに連結できるようになり始めているという、文を構成する際の質的な変化にも気づいた。エクトルは二番目の弟が生まれたとき、九歳になっていた。そのうえ、末っ子はエクトルの異父弟であり、この子の父親によって、一家全体で改宗をすることになる。以来彼はモスク附属のクルアーン学舎に通い、そこで典礼の基本を学ぶ。彼はセッション中、遊びながら神の栄光を讃える典礼文をたびたび朗誦するようになる。ビスミッラ《神の名において》、ラフマーン《慈悲深き神》、あるいはラフミーン《慈悲》と。こうして象徴的な枠組みに刻み込まれることが、彼に対し、構造化する効果をもたらした。彼は以前よりも落ち着き、集中力が増した。

ボディ・イメージの構築と、生成の理論

九月になり、彼は少人数特化型のクラス（CLISS）に加わる。治療開始五年目に入ろうとしているとき、ある一連の流れが始まる。二年にわたって、彼はデッサンの連作を通じて、ボディ・イメージのみならず生成の理論をも構成しようとしていた。セッションはほとんど毎回、連続した二枚のデッサンで始まる。先に描かれるデッサンは、基本的な核もしくは胚から同心円状に成長していく形態を表している。様々な色が用いられ、この成長を表現する。そして二番目のデッサンが、エクトルが身体と生殖についての様々な仮説を研究することを可能にする。彼はこれらのデッサンに時折コメントをつける

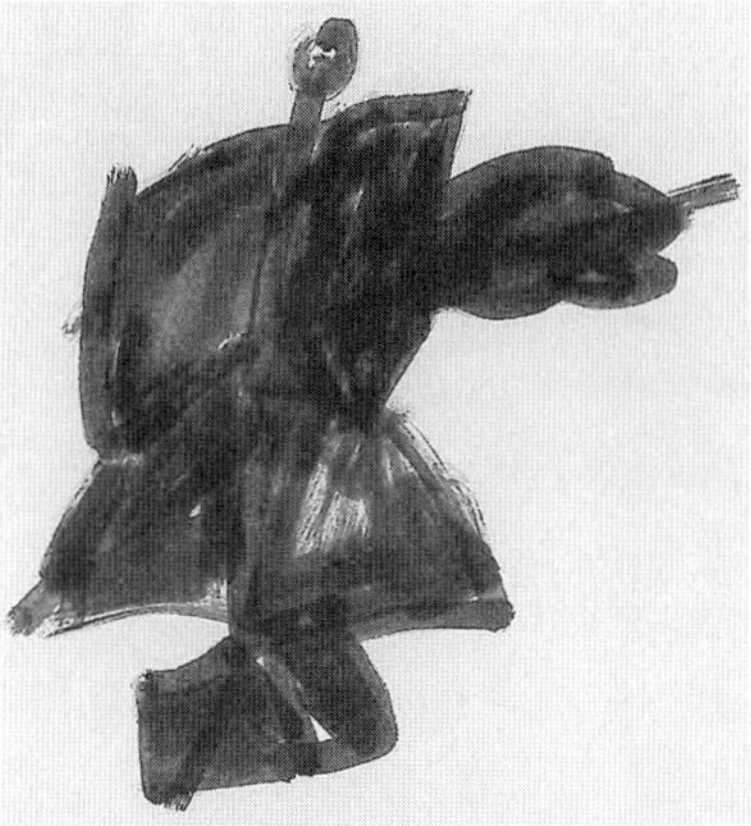
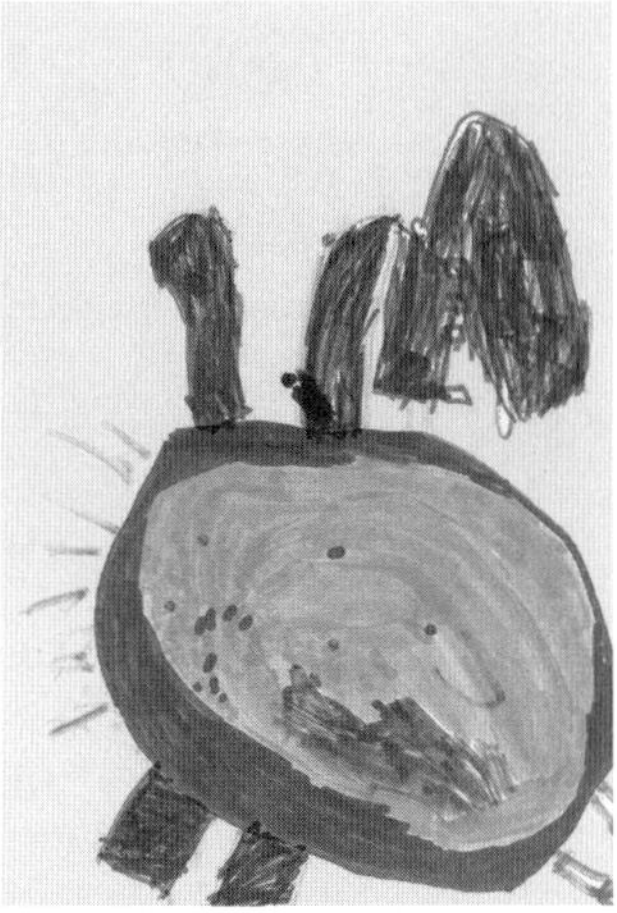

のだが、それについての対話を受け入れることは一切なかった。

あるセッションでは、このようなことがあった。彼の最初のデッサンは円形で、そのなかには別の色で塗られた、胚のような小片が含まれている。そしてこの小片から糸状のものと、肢体のようなものが出ている。彼は言う。「これ、鳥だよ！」そして錯綜した話がそれに続く。雌牛が一頭いて、尻から赤ちゃんを産む。投げ縄のついた馬が一頭いる。この投げ縄で馬は閉じ込められている。雌牛同様、この馬も腹部が膨らんでいる。彼は紙の裏側に、クラスメート——自身もそこに含まれている——の名前を書く。このような文字使用は後に拒まれるようになる、あたかも彼がクラスメートの姿を本当に現れさせることができるかのように。最初のデッサンではこのように、細分化され、まとまりのない幻想に結びついた興奮が、言語においてまとめ上げられようとしていた。これらの断片は、身体表象が大いに混乱するなか、しばらくのあいだ残り続けることになる。

二番目のデッサンにおいてエクトルは、特徴的な仕方

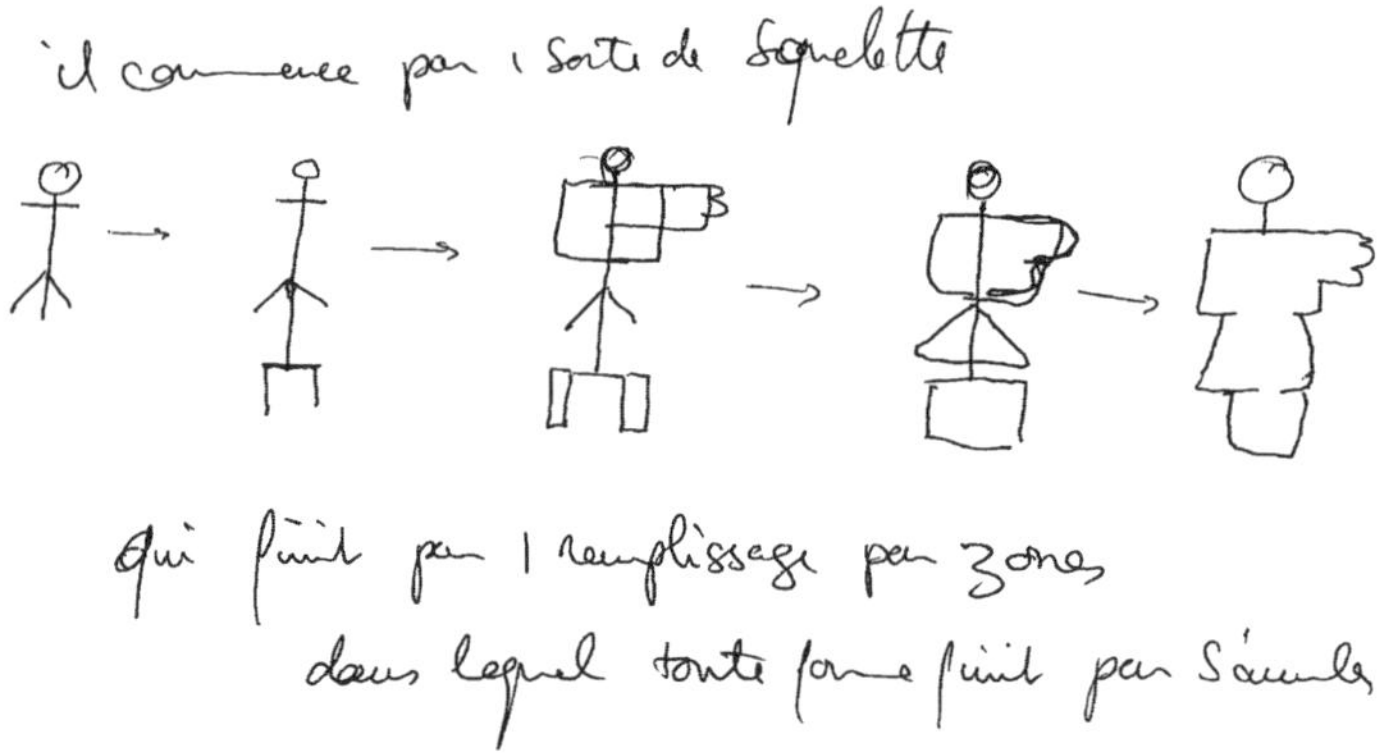
il commence par 1 sorte de squelette
qui finit par 1 remplissage par zones
dans lequel toute forme finit par s'annule

「彼は一種の骸骨で始めるが、最終的には、部分部分が埋められる。その各部分において、あらゆる形態は無に帰することになる。」

で人型の形象を組み立てた。まず、部分部分が並べられて描かれた骸骨のようなものがあり、それは性器を備えた糸状の男《ヤツ》のように見えた。彼は縦軸に沿った描線の先に、水平方向の盥《たらい》と鉛直方向の両脚を描き加えた。そこから彼は、男《ヤツ》の両腕部分の外側の輪郭線を起点に紙の上部を埋めていき、瘤のような塊が付着した非対称的な形態を作り上げる。そして彼は、底辺の開けた三角形を描き、さらにその下に長方形を描く。最終的に、断片同士を「ハンダづけ」して彼はこれらの様々な断片のあいだの隙間を埋めたのだ。これによって充実感のある、充溢した形象が与えられる。この形象のなかでは、あらゆる形態は無に帰することになる。

　というわけでエクトルは、最初のデッサンでは、原初の「胚」から成長する円環状の形態を描き、生殖に関連する少々混乱した話を語っていたのだ。最終的に、二番目のデッサンによって彼は、充実感のある、全体としての、統一された身体の表象を、様々な部分を並置することで練り上げることができたのである。

*

一ヶ月後、この形態は繰り返されることとなるが、それは、たった一度の操作によって作り出される。このとき彼は、直接根源的な「胚」から、全体としての身体を、すなわちエクトル自身を産んだ充溢した身体を構築しようとするのである。

彼はまずカタツムリのような螺旋を描き、季節を列挙する。秋、冬、等々。私はこのとき、季節のサイクル、一年という隔たりを置くことで開かれる螺旋状の循環性のことを思っていた。隙間を埋めるのはつねに、隣接したもの同士である。それらはひと塊になることもあれば、分割されることもある。カタツムリが描く螺旋は、大きく丸い腹部にまで達し、それはつねに、渦巻／カタツムリの装飾を施された、ユビュ王の渦巻〔Gidouille〕[*1]を思わせるものだった。彼は四角形で構成された骸骨のような構造の形態を乗り越え、かつて自身が描いたデッサンにおいてそ

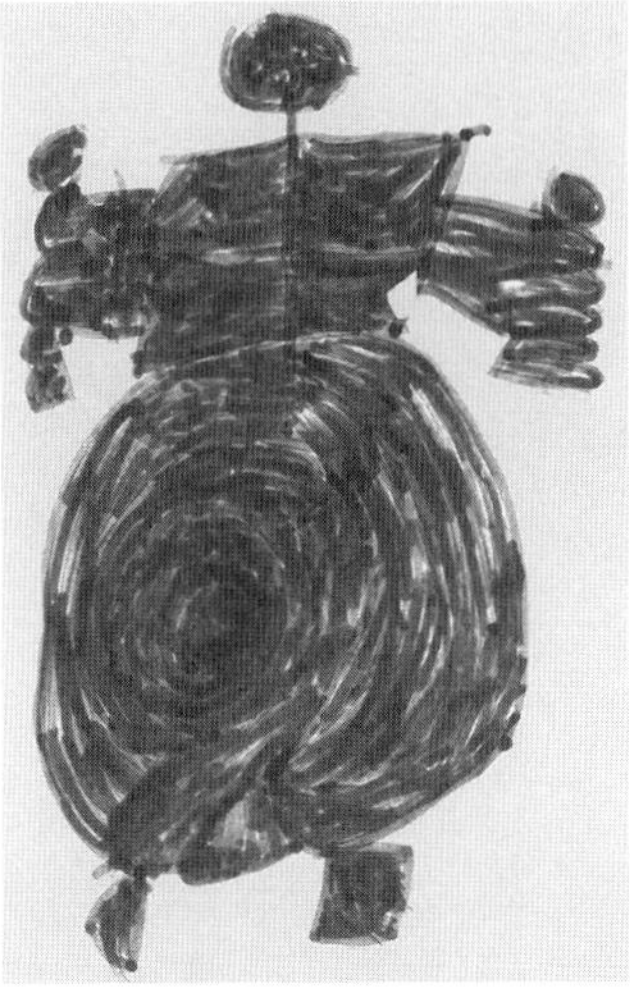

＊1　訳註　アルフレッド・ジャリの戯曲、とりわけ『ユビュ王』において用いられる言葉。ユビュ王の腹部には、大きな渦巻が描かれている。

うしていたように、それらの形態を一つ一つ色づけしながら「埋めて」いった。そして彼は、シンメトリックにしようとして、短く大きな手と腕を付け加える。しかし、右手には五本の指があっても、左手にはスペースが余っている。すると彼は一本加えて、「一、二、三、四、五、五！」と数え上げる。頸部の上に頭も描き加えるが、頭部に描かれた眼と微笑みは、輪郭線から色を塗って埋められ、消えてしまった。そして最後に足が二つ描かれる。

　彼がこの「男《ヤツ》」の形象によって試みていたのは、後のセッションにおいて順々に表象されることになる操作を、同じ形態、同じ形象のなかで絡み合わせることであった。男《ヤツ》の形態は、起源としての種子から、そしてこの種子に生み出される螺旋から、直接現れる。螺旋状の形態（あるいはもっと散文的に言うならカタツムリ）によって、「自己成長する」螺旋。

　そして彼は、別の紙に、絡み合った正弦曲線を粗描する。あたかも、過剰な刺激を放散しなければならないかのように。それによって彼は、囲いを携えて小さな開拓地の方へ行き、ありとあらゆるものでそれを埋め尽くそうとする。空隙や、虚空は一切残されない。この活動は、埋め尽くすことによる生成という操作を、遊びのなかで再現する。エクトルはデッサンを描くことで、これを探究していたのだ。さらに私はこれを、彼の母や彼女が立て続けに妊娠したことに結びつけたのだが、私の発言は、彼には全く影響を与えることがないままだった。

　このセッションの後、彼は一ヶ月にわたり仏頂面をし続けた。彼は再び、ビスミッラ《神の名において》、ハムドゥリッラー《神に栄光あれ》と詠唱しながら、繰り返しの多い活動に明け暮れていた。彼はなおも、私が少しでも動いたり興味を示したりすると我慢できないでいた。こうしたことで、私は少々絶望してしまった。彼は手の届かないところにいるようだった。

出産の試み――最初の型取り

しかしその二週間後、エクトルは探究を再開した。一連の流れは変わらなかったが、さらに一歩踏み出されることになる。あるセッションでは、中心に置かれた形態を起点にして、色のついたいくつもの円が重なり合い、同心円状に交差している様子が描かれた。中心にある形態は胚から螺旋状に成長する、内に閉ざされた微小器官であった。次に描かれたデッサンで彼は、改めて、充実感のある、身体のような形態を作り出した。しかしそこに、新たな要素が現れる。彼はつい先ほど描いた微小器官と同様の円形を描くことから始めるが、そこにさらに、大きい円を付け加えたのである。この円もまた、細分化と塗りつぶしの作業を通じて大きくなり、最終的には、大きさの異なる二つの瘤のついたゴム風船のようになった。小さい方の瘤の上部からは、両眼のついた頭部が姿を表す。大きな腹部からは、二本の脚と一個の性器が出ている。そして彼は、内部の区切られた箇所を塗りつぶして、またしても顔に描かれた描線を消し去ってしまう。

最終的にそれは、顔のない、ずんぐりむっくりとした男《ヤツ》となった。両脚を繋ぎ止めているのは線と線との交点だけで、不安定に見える（これは今後描かれるデッサンを通じて一貫した特徴となる）。彼が絵のなかの緑色の突起物のような性器を、さらに延伸させているとき、私は試しに「チンチン……」と言ってみた。すると、妄想の対象が重ね塗りの下に消えてしまった。彼は返す、「だめー！」と。

続くセッションでは、新たな、引き伸ばされた形態が突如として現れる。身体は透き通っているようで、その腹部には形象化された内容物が含まれていた。はっきりと分かるものではなかったが、腹部の

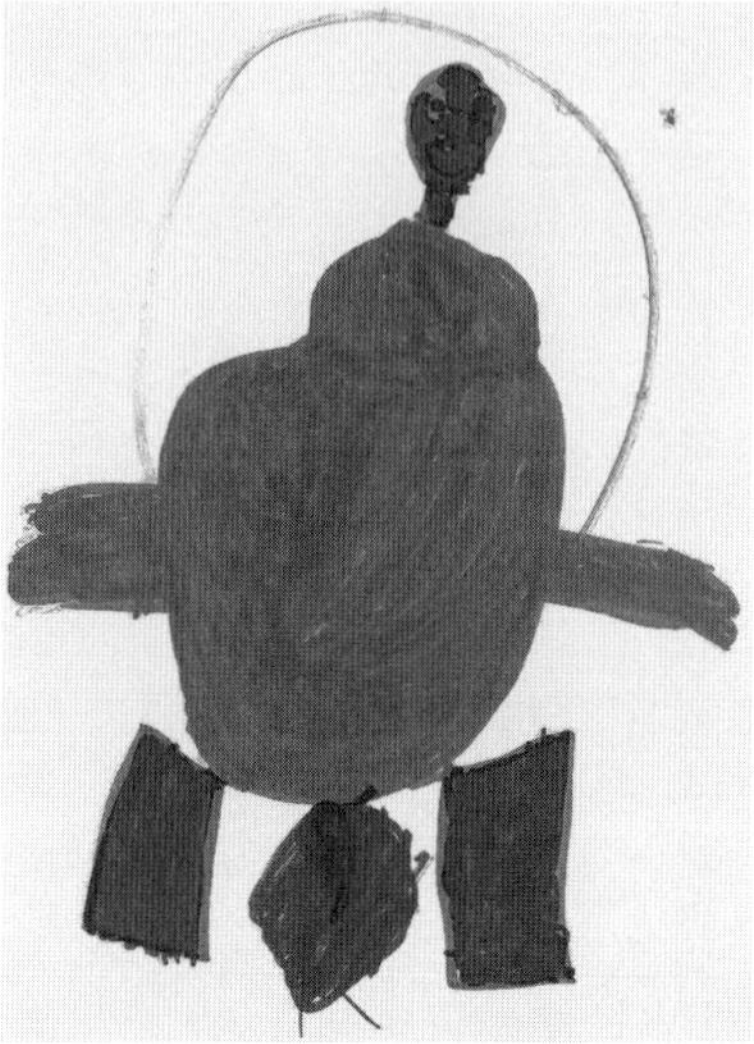

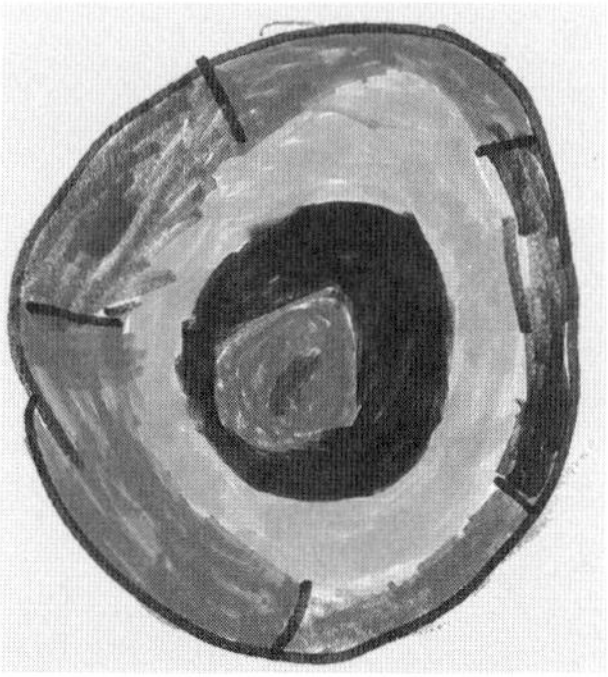

中のこの形態は、前回のセッションの円形が繰り返されたもののようであり、今回は、母の腹部の内部に置かれていた。これより前のセッションでは、初期のセッションで描かれた二重のデッサンが次第に単一の形態になっていったのだが、それと同様の運動が、ここでは別様に再現されている。彼は新たな理論を、同じ問題についての新たな説明を、試みているようだった。

今回、エクトルはさらなる一歩を踏み出す。彼は地《じ》から形態を型取りしたのだ。彼は人形の外周を注意深く切り抜き、人形の置かれた背景から人形を離した。あたかも、彼がこの人形を、母体としての脈石から切り出すことでこの世に産み出したかのように。この型取りという操作は後に、多くのデッサンにおいて繰り返されることになる。彼はこの人物と彼がしている動きの同一性を、待つことによって確かなものとした。曰く、これは女性であり、その腹部には赤ちゃんを身籠っている。この女性はエクトルの母、そして彼女の赤ち

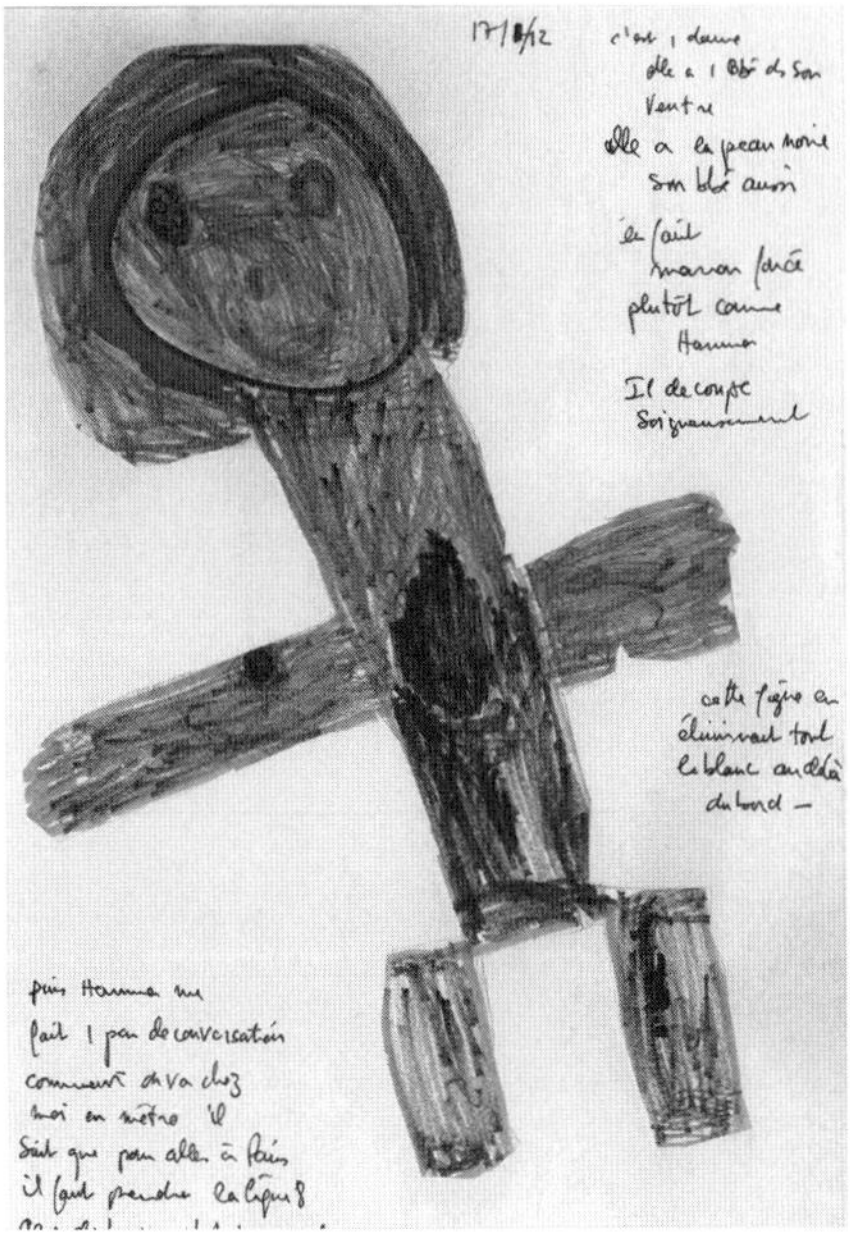

ゃんと同様に肌が黒い。

エクトルはこのデッサンを通じて、ママのお腹の中に、厳密な意味での「小さな胚」を置くことで、（自己？）生成の操作を行《おこな》ったのである。この魔法のような操作には確かに、前回のセッションで現れ／隠された「チンチン」が含まれている。しかしこれが果たす役割は、謎に包まれたままだった。ここでもまた彼は、言語に結びついた生成についての独自の理論を打ち立てていた。かつて「未開人」[*1]について述べられていたのと同様に、生成はここで、表象と言語の連関によって実現される。

それから彼は私と少しだけコミュニケーションをしてくれた。言語を操る彼の新たな能力に、私はさらに驚かされた。

*1　訳註　フロイト「トーテムとタブー」門脇健訳『フロイト全集12』岩波書店、二〇〇九年。

彼は私に、オフィスから私の家まで地下鉄で行く経路を尋ねてきた。私はここにある転移的参照に気づいたが、さしあたって書き留めることはしなかった。

双生児性とナルシシズム

それから数ヶ月にわたってエクトルは身体と、その生成についての理論とを構成しようとしていたが、その後あるセッションにおいて、分身というテーマがはじめて明確に現れる。デッサンに現れる双子のカバの人形のことを思い出して、彼は治療開始当初好んでしていた、同一物を対にする遊びを再び始めたのである。それまでのデッサンで描かれる形態は概ね、一貫して繰り返されている。あるセッションで最初に描かれたデッサンのなかに、丸く、充実感のある形態が描かれる。ゴキブリ（！）だという。彼はこれに糸状の肢体を付け加える。そしてこの形態は、かつてのデッサンにおいて、母胎に含まれていたものと全く同じだった。彼は再度、このゴキブリを、注意深く型取りする。しかし次に描かれるデッサンでは、当初はクジラと呼ばれていた、でっぷりとした形態がカバになる。それゆえ、彼がかつて遊んでいた人形とその分身とが、表象と言語のなかに同時に再登場したのである。

続くセッションで、このテーマは新たな特徴から始まる。彼がいつも描いているような核の周囲に同心円状に広がる形態の後に、糸状の長く伸ばされた形態を描き、切り抜いてはセロファンテープを使って二本ずつ、対称的に組み合わせる。ズボンを履き、骨盤がない両脚のようだった。そのセッションで彼は、自ら進んでデッサンを描きはじめた。私がまず思いついた直観を裏づけるように、彼が言う。「これ、双子なんだよ！」

そして、三番目のデッサンの中で、彼は再び引き伸ばされた形態を、すなわち青い両腕と赤い両脚をした緑の男《ヤツ》を描いた。彼は、「これ、畑でとれたニンジンなんだ」と言う。髪の毛が現れる。それは頭から生えている。そして足の指が描かれ、「ひれ」のような形態が生み出される。この形態は以後も繰り返されることになる。両眼は、それを固定する眼鏡のようなものによって繋ぎ合わされている。

双子のデッサンは同心円状に成長する微小器官と、（お腹に子を身籠っているのに痩せ細った）男《ヤツ》の全体像とのあいだに挿入される。分身が、はっきりと分かる形ではじめて現れたことで、男《ヤツ》の全体像が、一種の中間段階、すなわち「二重に」過渡的な構造に位置づけられる。この構造がエクトルの作品に登場したことを、彼が五歳から六歳にかけてしていた「お触り」のエピソードと関連させるべきであろう。鏡のなかで反転し、鏡を見る視線によって二重化したお触りである。分身というテーマと、生成の理論とが絡み合うことで連想されるのは、子どもがよく言う理屈や起源の神話において見られる、想像上の（概して片方が亡くなっている）双子という、ありふれた幻想である。

なぜエクトルは、レーモンとは対照的に、このことからナルシシズムを構成するにいたったのだろうか。それはおそらく、彼が置き換えることと、鏡像を見て遊ぶことができたからである。しかしここで、二重構造は、レーモンのときと同様、サディズム的な興奮の処置について、経済論的な価値を持つことはないと確認することもできる。そして「これは双子の片方だよ」というエクトルのコメントは、この思考の筋のなかにすっぽりと位置づけられる。双子の片方は、自我のようなもの、すなわち、他なる自我であるのだ。同一化はここで、潜在的でありながらも顔を覗かせている。

一ヶ月後、彼は再び二枚のデッサンを描くといういつもの流れに戻った。先に描かれた方のデッサンは、胚の周りの同心円状に重なる層からなっていたが、そのとき、それには名前があった。その名前を

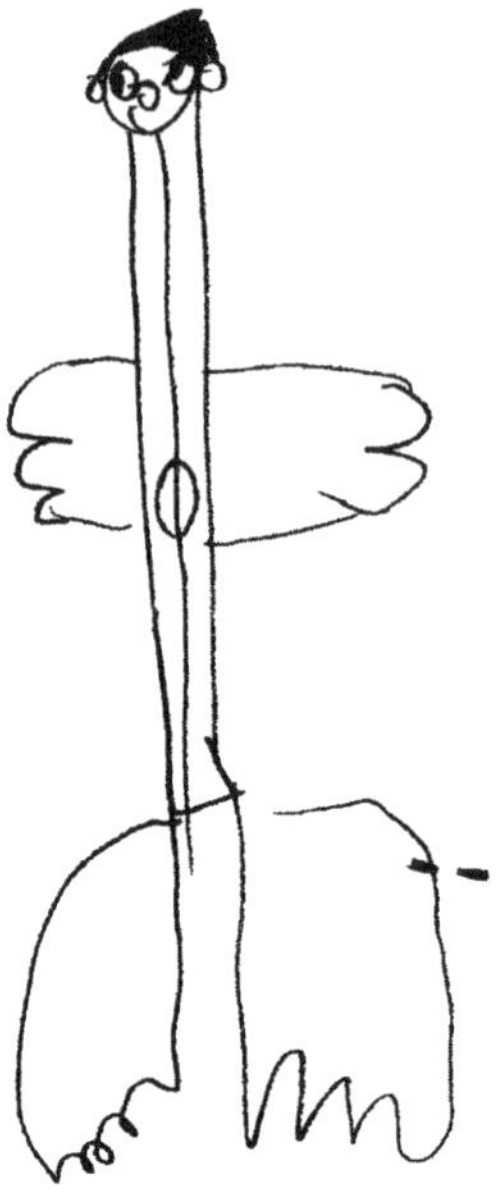

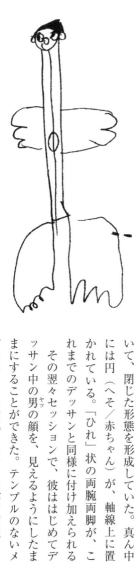

彼が書く。「ル・ローグル。」この名前は生成についてのアイディアと口唇期的な欲動性とを繋いでくれるものであった。二番目のデッサンはまたしてもやせ細った形態をしていて、頭部から下がる軸と、両サイドに平行に引かれた直線をもとに構成されていて、閉じた形態を形成していた。真ん中には円（へそ／赤ちゃん）が、軸線上に置かれている。「ひれ」状の両腕両脚が、これまでのデッサンと同様に付け加えられる。

　その翌々セッションで、彼ははじめてデッサン中の男《ヤツ》の顔を、見えるようにしたままにすることができた。テンプルのないメガネのような輪郭をしたものが、両眼をまとめ上げている。彼が私に説明してくれた。「この眼が怖いんだよなぁ。お腹のなかの赤ちゃんが怖いんだよ。こいつ、お腹のなかで赤ちゃんを産むんだよ（産むともう全然怖くないんだ）。」エクトルはここで、メラニー・クラインとは正反対の立場にいるようだ。クライン曰く、母胎の内容物は嫉妬による攻撃の対象ではもはやなく、その反対に、敵対する赤ちゃんを保護するために埋めておく場となる。分裂が、敵対する要素を、よそ者としての分身のなかに戻す。

二番目のデッサンから、「クジラ／カバ」や「二本の脚」に先立って描かれた「ゴキブリ」と全く同じ虫の形態が現れる。彼が言うには、「ムッシュー・マダム」なのだという。この言葉からは、原光景を想像しようとする試みが、分身と生成をめぐるこの作業に結びついていることが見て取れる。この二枚のデッサンは、後に、直近数ヶ月の作業全体を締めくくり、これを構成するようになる。咎めるような眼、原光景、そして最終的には咎めるものとなってしまった胚——身体はこの胚から発生するのであり、それは、赤ちゃんを包み込む身体と呼応している——が含まれているからだ（彼は腹部の苦痛を嘆いていた）。

心気症、生成、分身——知覚された身体と表象

エクトルはもうじき十一歳になり、「男《ヤツ》」との新たな関係のフェーズに入っていた。目に由来する不安は、決定的に乗り越えられたようだ。彼は今や、人物の目の高さに、眼鏡をちゃんと描けるようになった。それによって彼は、母胎の内部ほどには疎外的でない保護を確保するのである。彼はかつての状態の要素を、並べて集めていた。顔はデッサンされ、身体は長方形をしていた。「ひれのような」両脚には、相変わらず点状の継ぎ目があった。奇妙な男《ヤツ》だ。男《ヤツ》は頭の上方で髪をツンツンに立て、変わった眼鏡をかけておどけているようである。眼鏡のリムとテンプル、そして男《ヤツ》の眼は、同じものが連結した要

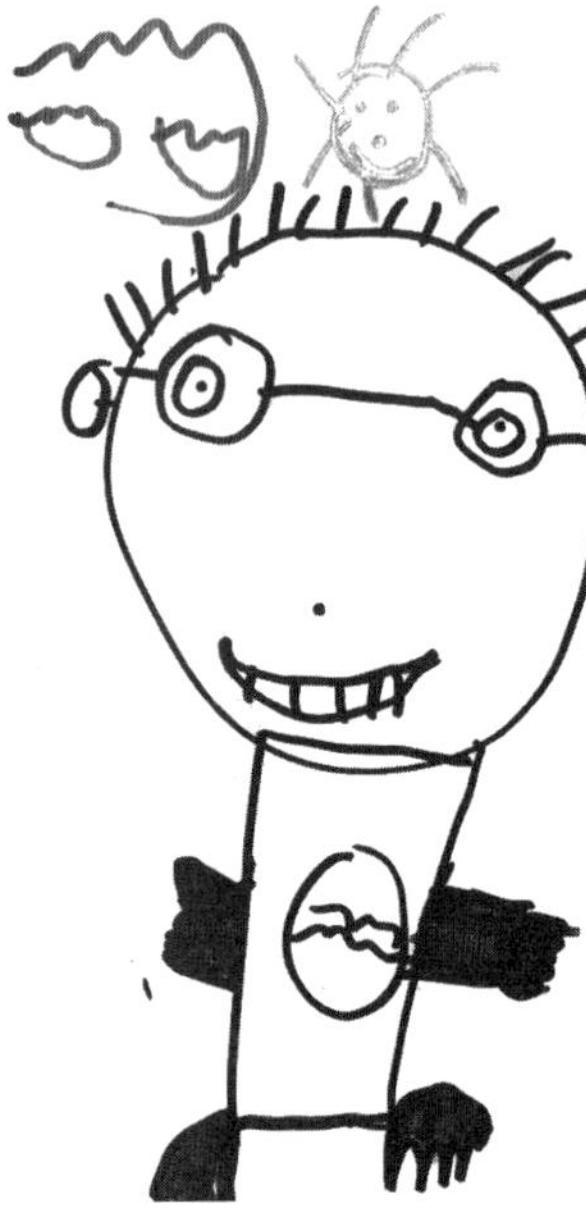

素のようであった。お腹のなかで横たわっているのは、やれやれ、丸い形態と二本の平行の波線である。

彼が説明してくれた。この男《ヤツ》のなかには、（お腹がゴロゴロする音〔gargouillis〕にちなんで？）「ガーゴイル〔gargouille〕」がいる、なぜなら彼はお腹のなかに何かを持っているからだ、と言う。デッサンの裏面には、彼のクラスメートの名前が再び書かれていた。私は彼に、こんな眼鏡をかけているのは担任の先生なんじゃない、と尋ねた。彼は答える。「言っちゃだめ！」そして行儀が悪い（ことで、先生を怒らせた）生徒たち全員の名前を線で消し、こう言い放つ。「先生のバーカ！」そしてさらに説明を加える。「あいつうっせえんだよ。」

次のセッションでエクトルは、デッサンの裏側にクラスの子どもたち全員の名前のイニシャルを書き込む。曰く、「これ、ピザね」（エクトルはとてもグルメである）。「これが先生ね。」そして「これがＣＬＩＳＳ（少人数特化型のクラス）」、グループの子たちもみんな一緒だよ。」彼のデッサンにおいて、最重要である腹部の機能がよく分かる。お腹は先生にとってのみならず、クラスメートのちびっ子たちにとっても、入れ物なのである。

三ヶ月後、引き伸ばされた長方形が並べられることで作られた男《ヤツ》の形態は、新たに、二本の煙突と、彼が番号をつけた窓を各階に二つずつ備えた、五階建ての建物に移しかえられる。数字に対する固執――それによって彼は今日もなお、計算の論理に到達することができないでいる――をはじめて示しながら、彼は九階建てだと言う。誰かの家だよ、と彼は譲歩して私に述べる（彼はまだ質問に返答したがらない）。その代わりに、彼は翌週のセッションを休むこと（学校のバカンスがあるからだ）、そしてパリに住む叔母に会いに行かなければならないことを私に伝えてくれた。彼が私に、時間性のなかに刻みつけられた個人的なことを、かくも流暢にはっきりと話してくれたのは、それがはじめてのことだった。それまで彼は、不平不満の言葉をぶつぶつとこぼすにとどまっていたのに。

*

その一ヶ月後（そしてこのテーマが現れた日からほとんど一年後）、分身というテーマが回帰する。エクトルは全く同じ男《ヤツ》を、分身たちを二人デッサンする。しかし非常に興味深いことに、彼は二人を一度に作図したのである。同時に、各部位ごとに、互いに平行になるように[1]、そして彼は、二つの身体のそれぞれから、さまざまな部位を二重の描線に[2]よって慎重に切り離していく。あたかもそれらはただ隣接していただけだったかのように。そしてこの輪郭線は絵の具で塗りつぶされる。

この二人の男《ヤツ》は、「ガーゴイル」の男《ヤツ》（上記）と類似していたが、相互に微妙な差異と、対照的な点があった。あたかもこの男たちは互いに他方にとっての陰画であるかのようだと言ってもよいだろう。[1] そしてエクトルは、いつも彼がしているような形象の「型取り《ネガ》」を行う。しかし二つのうちの一方だけが、陰画《ネガ》としての形態を後ろに残しつつ、紙から切り離され／型取りされ、抜き出されてしまう。ちょうど鋳型のように。私は彼に、セロファンテープを当てて紙を補強したら、と提案した。私が言う。「そしたらこの人が帰って来られる家みたいになるじゃん。」すると彼はセロファンテープを付け加えて、この輪郭を補強した。一度だけ私のコメントを聞き入れてくれたようだ。

その一ヶ月後、あるデッサンにおいて、〔後述するように、〕私と関係する要素が再開される。彼は私と彼自身の〔自宅からオフィスに来るまで通ってくる〕それぞれの地下鉄の駅名を混ぜ合わせる。色のついたいくつもの円と、「タグ」を模したレタリングがデッサンに描かれていた。このデッサンは、たとえそれが自閉症的思考――地図や網の目、連続した描線、線同士の交差――の特徴を保持しているとしても、はるかに個別化された転移を表している。彼はこのデッサンを、バカンスによるしばしの別れの後に再開させることになる。それは連続性を保つためのようだった。この転移の定着は次のセッションで確かなものとなる。そのセッションでエクトルは、男《ヤツ》の腹部とその内容物のデッサンだけを描いた後に、両者を切り離し、「これ、先生のね」と言って、それらを私にくれた。あたかもこの贈与によって、彼自身にとって最重要のこのパーツを保管することを、私に託してくれたかのように。

他なる自己自身としのぎを削ること——性差とナルシシズム

六月になり、書き言葉や言語との新たな関係が始まる。以後、デッサンは前ほど頻繁には描かれなくなる。デッサンに出てくる形象はよりはっきりと、口唇期が幻想において構成され始めていることと関係するようになる。それは一次過程において機能する、新たな能力を証明するものだ。エクトルにおいて性差は、男子／女子の対立というアイディアを通じて、対称と差異に向けられた興味によって、意味を持って現れうる。あるデッサンでは、一枚の紙が縦線によって二つに分割されている。これはゲームの記録帳なのだ。左方には男子が四五点を獲得し、チャンピオンに、金メダルに、一番乗りに、決勝戦の勝者になる。合計一五一〇点！ 右方では女子が三〇点を獲得し、彼女たちは負けた。エクトルが書く。「敗者／女子」、合計一五五五点。彼は紙の右方に、「女子」側に書かれたものすべてを、赤の、次いで緑の、いきり立ったように描かれた線で、見えなくなるまで擦って消した。

それゆえエクトルは徐々に、分身から対称／非対称へ、さらには性差を考慮に入れることへと移行し

---

1 （147頁）このように平行に組み立てられることで思い出されるのは、彼が自分の爪の表面とミニカーのタイヤを、フェルトペンでコーティングするように交互に塗っていたというかつてのエピソードである。

2 （147頁）私たちは後に、この「二重の輪郭線」という技法を、離別に関係したデッサンにおいて再び見ることになる。

1 まさにこれもまた、鏡越しのお触りにおける反転した対称と同様の事態である。

たのである。性差を考慮に入れることは、肛門期が構成される初期の、勝ち負けという考え方をめぐって構造化される。そして肛門期が構成されることで、たちどころに二次ナルシシズムが発生するのである。この論理において、「女子」は負けること、ないしは弱者、能力がなく軽蔑すべき者、消し去った方がよい者に相当することになる。「男子」は反対に、勝ち誇り、集団的で、ナルシシズム的な正の誘発性[*1]に従って備給される。男子たちは女子たちのグループから身を守り、その勝利を誇ることのできるグループを形成する。この新たな葛藤性に鑑みるなら、エクトルはフロイトが強調していたところの純化された自我 - 快の論理から遠く離れてはいないようである。このテーマがいかにして、子どもの精神にとって、一気に明らかなものとして現れるようになったかを理解すると、心を打たれる――かつて分身としての双子の身体を平行に描いては統合することで、構築し作り上げるという、骨の折れる終わりなき作業を行っていた、子どもの精神にとって。

二重の輪郭線と離別

夏のバカンスが終わって帰ってきても、エクトルはいつも通り少々不満をこぼしていた。お腹が痛いと訴えている。私は彼の「鬼」のような側面を思い起こし、彼の心が今動いているとしたら、明らかにそれは彼のお腹のなかでである、と考えた。そのとき彼は、バカンス前のデッサンを、私と彼を結びつけた地下鉄の駅名が書かれたデッサンを見つける。彼は地名にまつわる要素すべてのレタリングを新たな輪郭線で二重にしようとしていた。彼がここで描いた二重の輪郭線は、彼がデッサンを描くときに活用していた、型取りの操作を反転させたものであるようだ。彼はこの輪郭をダブらせる作業によって、

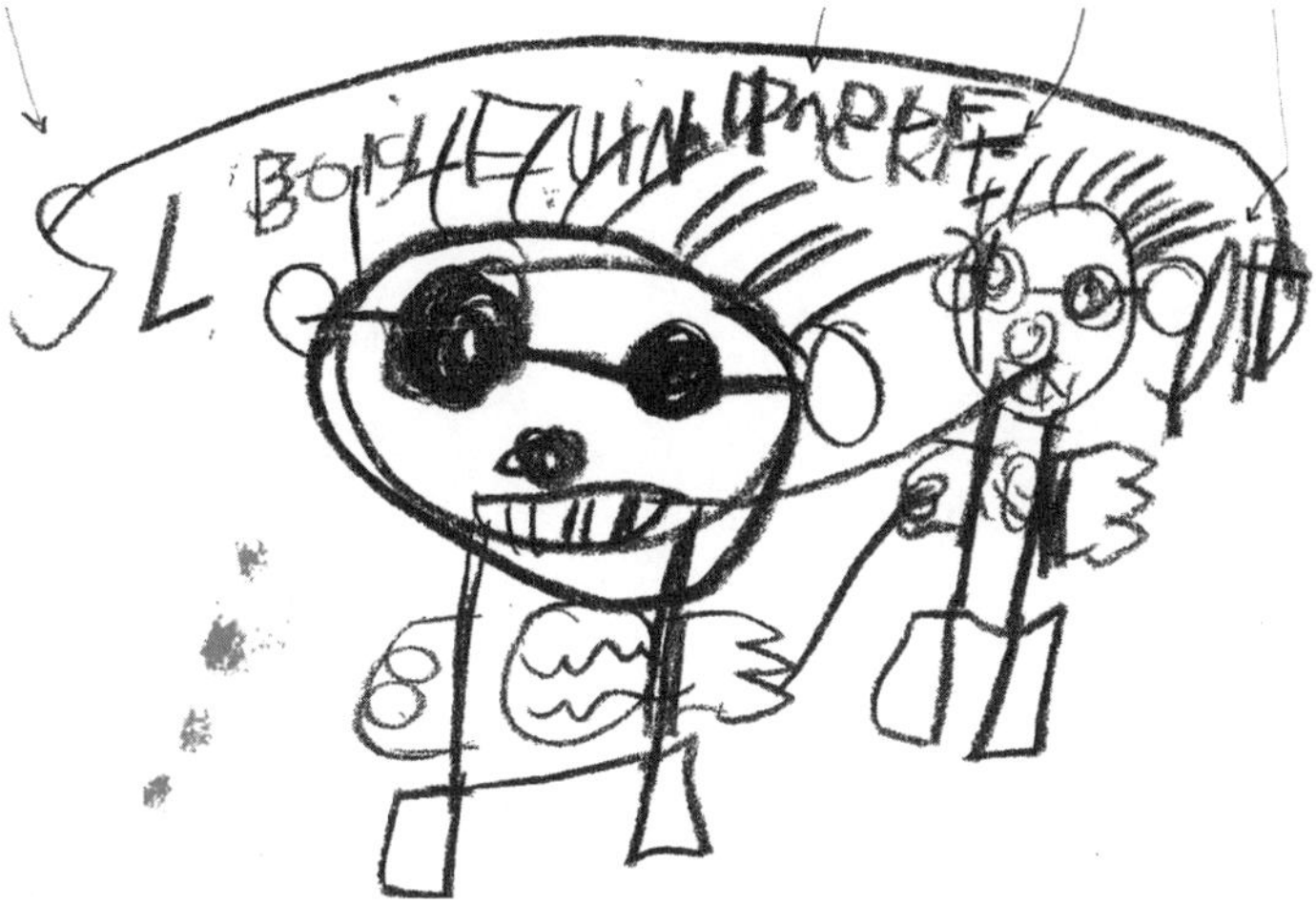

離別をなかったことにすることで頭がいっぱいである。この二重にされた一枚の紙のおかげで、再び私と彼のあいだに、繋がりが築き上げられた。この繋がりによって分離はなかったことになり、転移による連続性が再度打ち立てられる。

それから何セッションかして、彼は思い通りにいかず、いらいらしていた。彼は雲を描き、その下に「雨」[1]を描いていた。彼はその日、セッションが終わってから医者にかかって予防接種を受けることになっていて、雨は彼の陰鬱な気分を表現していた。彼はぶつぶつとこう言う。「あいつ（エクトルの母のこと）のせいだ！（……）いっつも診療予約ばっかだよ！（……）あーあ、うんざり、もうやだ！」そして彼は、色のついた斑点で埋め尽くされた円を一個描く。そこからは光線が

＊1　訳註　「誘発性」とはクルト・レヴィンの術語で、対象が人を引きつけたり遠ざけたりする性質を指し、「正の誘発性」とは、対象が人を引きつける性質を意味する。

1　ちょうど、彼が最初に描いたデッサンと同様のものだが、ここでは不機嫌さがはっきりと分かった。

飛び出している。太陽だ。エクトルはデッサンの中心部をくり抜き、規則に反することだと知りながらも、デッサンを持ち帰りたいと要求した。それに反対すると、彼は諦めてくれた。すると彼は、手早くデッサンをもう一枚描いた。このデッサンは彼の怒りを表現している。

二人の人物が描かれている。大きい方には、視覚障害者がかけているサングラスのように真っ黒の大きな眼があり、口は歯でできた格子のように横に伸ばされ、髪は頭部から生えていて、その腹部の高さには「ガーゴイル」がいる。それぞれが一本の紐の端を持っていて、この紐でもう一方に繋がれているようだ。エクトルは上方からデッサン全体を包み込む線を描き、苛立ちながらこう言う。「何か言えよ！　言えよ！　言えってば！」そして彼はこの男《ヤツ》たちのうえに「話せ、叫べ」と書き、二人の口をつなぐ線を一本引く。セッションの最後に、私がデッサンの切り抜きを持ち帰らせてくれなかったことに腹を立てたエクトルは、またしてもなかなか私のもとを離れてくれなかった。このセッション中、彼は、自閉症的な立場と、より幻想によって構成される度合いが強く、かつ一次過程の働きのなかに囚えられた世界への開かれとのあいだを、行ったり来たりして痛ましいほどだった。

相争う——幻想、肛門期性、ナルシシズム

エクトルが自分の思考を幻想において構成する能力は、さらに強まった。一ヶ月後彼は、狼の操り人形に糸を通し、それが私を食べてしまうというごっこ遊びをしていた（それまでのセッションでなされた運動をリプレイする、口唇期的幻想である）。そして新たなシーンを始める。彼は夏前にドミノゲームを見つけて、私に参加させていた。しかし彼は負けてしまったのだ。彼はこのとき新たにゲームを始め

て、今度は彼が勝ったのだが、ドミノを並べているとき彼は、双子のカバをまた見つけた。[1] カバの鼻面同士を突き合わせながら、彼は言う。「オスかなメスかな?」 エクトルは、夏前に描いていた女子と男子との争いについてのデッサンのなかで着手していた探究へと戻ってきた。性差とナルシシズム的誘発性、価値の尺度——そのただなかで彼は性差や誘発性を見つける——が、私に対するこの勝利の後に、また姿を表した。敗北の後の勝利だっただけに、この勝利は彼にとって意味深いものだったのである。このセッションでの運動から、いかにしてエクトルが、確固たるものにされた自閉症的防衛そのもの(二頭のカバ)によって、恥の経験と性差を結びつけているのかが分かる。力を溜めることが、この「飛躍」が可能になるために必要だったのである。いずれにせよ、新たに始められたこうした探究は、夏前に分身の時点で目にしていた運動を裏づけるものだった。性別を分けること、そしてナルシシズム的な葛藤は、恥と敗北という情動——エクトル自身が体験した情動、もしくは彼が他の人たちのなかで引き起こした(と彼が考えている)情動——をめぐって、構成される。

そしてこの葛藤は、肛門期的なやりとりにおいて具現化する。つまり、肛門期的な循環《エコノミー》のなかで行われる交換である。次のセッションからすでに、彼は私に再度ドミノのゲームをもちかけるが、彼が望んでいたほどには私を打ち負かすことができなかった。そこからゲームは何セッションにもわたって続くことになる。彼は不満を抱き、こうしたケースではありがちなことだが、彼は私たちが決めていたルールから逃れて、ルール違反させてくれるよう求める。彼は卓上にドミノの数字が見えるようにし、自

1　このカバの人形は黒く充実感のある見た目をしていたため、肛門期の完全な対象となった。その結果二体の人形同士の等しさは、いやましに確固たるものになり、性差を表すためにこの人形を用いていたメリットは、矛盾に満ちたものになった。

分で最大の数字を選ぶというのである！　こうすれば無敵だと彼は思っていた。しかし期待していたのとは裏腹に、この方法だと私は彼に牌を引かせるのが容易になるのだ！　だから私は勝ち続けた。私がエクトルをドミノでコテンパンにしたセッションを思い出して、彼は、ドミノで遊ぶのを我慢しながらこう言う。「ドミノとかクソだし。」そして彼は、焼き物用の粘土を円柱状にしたものをいじくりまわして、怒りを解消する。肛門期的なエロティシズムが表されたこの活動は、同時に、彼の精神状態をも表現していた。「円柱を作ること／拗《す》ねること〔faire du boudin; bouder〕」。私は彼の一連の精神状態を、よりよく読み取ることができると確認した。今日のきみの精神状態を、私に見せてくださいな。そしてこの円柱によって、欲動を心理化する作業を伴う変形が可能になる。彼は栗色のボール（うんこ）を私に与え、「先生のボール、クソじゃん！」

（一対のカバによって具現化された）二重構造を経ることは、ナルシシズム（統一された〈身体としての自我〉のナルシシズム）に開かれることと、それと釣り合うような全能感の自惚れ（と、避けることのできない落胆）を起こさせる。エクトルにおいてナルシシズム的な備給は、象徴的な均衡の遊びを可能にしてくれる肛門期的な欲動のダイナミズムにおいて具現化するということを思い起こそう。問題の争点はここで、鏡に映ったように逆さの自我、すなわち対象に与えられた価値のなかで、ナルシシズム的なものとなる。〈きみ〉か〈僕〉か。反転させる鏡、そして交感し合う器。もしそれが〈僕〉でないなら、それは〈きみ〉だ。もしそれが〈きみ〉なら、それは〈僕〉ではない。あるいは、〈きみ〉と〈僕〉のいずれが、クソなものとして栗色のボールを、うんこを、カスを手にすることになるのかを知ることである。最終的にはどんなママも求めないカスになること。無である。否定の論理への入り口は、もうそこまで遠くはない。[1]

苦しむための──そして最後には同一化できるための──ナルシシズム

ここ数回のセッションで彼にとって重要なことは、私自身のクソっぷりを私自身に悟らせることであった。私も思わず、こうした自らの根本的な価値下落に抵抗しようとしているのだから、ナルシシズムという争点が強いものであるわけだ。私は、エクトルが否定しようとしている私の価値を少しでも残してくれと要求しながら、大人しいままに抵抗する。彼は私の自己評価を剝ぎ取ろうとする。逆転移が生じていると私が察知したことで、私自身との関係における、オール・オア・ナッシングな敵対関係に対する介入が、いくつか可能になった。私が勝てば彼は負け、逆もまた真なりである。そこで彼は新たなゲーム、スリーカードモンテ[*1]のような遊びを発明する。これまでの流れから学んでいたので、私は当たり牌がどれかを突き止めることができたと思っても、彼に勝たせてあげるよう留意した。こうして、私も彼に「勝つ」ことができたと信じることができると同時に、彼は私に「勝った」と思うことができる。その結果、二人ともクソ、「ゼロ」というポジションを免れることができる。グレーゾーンが現れ、ナルシシズムの展開に錯覚の余地を残すのである。

他方で、肛門期に見られるサド‐マゾ的欲動に基づいた、私たちのやりとりに由来するナルシシズム的な負荷は、屈辱という情動を起点にした同一化を可能にする。分身との鏡像関係のなかで、「おまえ

1　M. Joubert, « T'as pas dé bo zafères », *Revue française de psychanalyse*, 57, 2, PUF, 2011, p. 467-482.
＊1　訳註　表向きにした三枚のカードの中に当たりカードを決め、裏返してシャッフルしてた後にどれが当たりカードかを当てるゲーム。

は「クソ」が、〈同じもの〉と〈離れたもの〉、〈同一なもの〉と〈異なるもの〉という対称的な対立関係の弁証法において、構成される。そしてこの鏡像的な「きみに - 僕に」において、一方から他方へと循環する二次マゾヒズムが認められるようになる。この二次マゾヒズムは、一次ナルシシズムから変形したものとしてではなく、一挙に形成されたものとして現れるということに、注意しよう。そして、それはもっぱら私とエクトルとのあいだの対立において構造化したのである。一次ナルシシズムは、自我に十分な一貫性を保証することができなかった。だが、(ここでは転移に関わる)対象を用いたゲーム/対立のなか、私たちの繋がりのなかで、一次ナルシシズムが強固なものとなり、体験されているという感覚を、私たちは抱くようになる。エクトルはそれ以来、ナルシシズム的な苦しみに自分自身で立ち向かうことができるようになる。

＊

続いて行われたセッションが、そのことを証明していた。セッションはドラマめいた仕方で始まった。エクトルのズボンが、脚の下の方で破れていたのだ。彼は母親に激怒し、悲嘆に暮れている。「クッソー！」哀れな彼は、すべてを根こぎにしようとした(これは診療初期に見られた自閉症に典型的な作動を思い起こさせるかもしれない。この作動において彼は、自身が渇望するものや不満を、口悪くしゃべっていたようであった)。穴が空いてやがる！　我慢できない。あたかも、彼の存在そのものが打撃を受けたかのようである。彼は動揺しきって口ごもり、うめき、大粒の涙を流して泣いていた。

このひどい不幸を前にして、エクトルの目をそこから逸らそうと考え、私は彼を少しばかり叱ろうと決心した。そして彼とゲームをしようと提案した。彼は最初抵抗し、泣きながら、友達にきっと馬鹿にされると私に説明した。そのことについて少しの時間だけ話したら、彼は落ち着いた。そして彼はドミノを取りに行ったのだが、今度は自身の傷ついたナルシシズムを立て直すことを望んで、一切をコントロールしたいと言い出す。「決めるのは僕ね！」と彼は宣言する。彼は最大の数の書かれた牌を確実に選ぶためにドミノを表向きにして見えるままにしただけでなく、私が取る牌をも決め、結局私の番までプレイしたのである！

私が防戦をしたものの、彼はなんとか持ちこたえ、最終的には彼が勝った。私は彼がより上手にゲームをプレーしていることに気づいた。再度ゲームをし、私が勝ち、彼が勝ち、等々と続いた。立て続けに「待って！」が挟まり、彼はドミノを操り、集め、並べ、そしてぼんやりとした考えが空回りしているようだった。あたかも彼が、自閉症的な防衛のための予備動作を、新たに必要としているかのように。[1]そしてゲームが再開される。二人のあいだで徐々に本当の対決が始まる。これは闘いだ！　彼は計算し、抗戦し、私の手を読む。ゲームを放棄するまいという私の意固地と欲望を前にして、彼は狡猾になり、闘志を燃やす。「父のペニスを肛門に取り込む」端緒だと私は考えた。私が彼を鎧袖一触に負かすと、彼は絶望に打ちひしがれ、ズボンが破けたことを思い出す。そして早く時間にならないか、ゲームが終わらないかと望む。私が毅然として枠組みを崩さなかったために、彼は夢想と、対象を黙々と動かすことを

1　これまた、彼が最初にドミノで勝った直後の一連の流れと同じである。よく知っている自閉症的立場に折り返すことは、抑鬱的な情動を、自らの不幸の感情を体内化（もしくは取り込み？）するのに必要なものだったのだ。この取り込みという運動によってこそ、彼は私たち二人のあいだで行われているものの、ナルシシズム的／肛門期的な意味への手がかりを摑むのである。

に心を注ぐようになる。さて、ジーンズの問題を忘れたら、仲良くお別れしようか。

心気症的同一化と、分身における自己生成という幻想

エクトルは失活した代替物、部分対象の紛い物を使って、性感帯の満足を手に入れようとする心的状況から離れた。彼の弟が授乳されているのが、その状況の最初の光景だった。グループ療法でのエピソード（以下のような流れを持っている――他者に触る／自らに触る／鏡の中の自己を把握する）は、置き換えの基本的な能力を根拠としながら、知覚の同一性についてのエクトルの探究を、同一化の延長線上に位置づける。そして彼が発揮しているこの能力は、発展的プロセスを基礎に据えている。このプロセスによって彼は、治療のあいだに自閉症的思考を放棄することができたのである。何を対価にしたのかは、これまで見てきた通りである。つまり、ナルシシズム的な苦しみを対価にしたのだ。

レーモンとの根本的な差異は、ここにある。レーモンは、失活した対象に対してさえ、置き換えの能力を手に入れることができなかった。そして彼が、「おばけライト」で私をいたぶろうとしていたとき、彼がしようとしていたのは、自らの興奮を、そっくりそのまま再現しようとすることに他ならなかった。情動でもって、他者性をある種ごまかしてしまうような回路。他方エクトルは、他者における情動を求めていた。彼が枠組みのルールを断固として破るとき、後に私を「クソ」扱いするとき、彼が手に入れようとしていたのは、私からの情動のこもった反応だったのだ。

*

性別を持つ身体全体を構成することを目指していたエクトルにおいては、二つの運動が重なり合っているかのようだ。一方は妊娠中の母親に心気症的に同一化しようとするときの、身体が自己生成する形式である（エクトルは母親同様、痛ましいほどに妊娠していた〔enceint〕）。他方はより古いもので、分身に基づいていた。それこそが、グループ療法での鏡遊びのなかで、彼が私たちに示してくれていたものである。つまり、自分自身の分身を用いること、それに基づいてこそ身体的体験は、自己と他人とを区別できる形態を取ることができるようになるのだ。このプロセスはその後、私とのセッション中、二枚の連続して描かれたデッサンのなかで、形象化した。まず胚があり、それが成長し、一本の軸の周りに密度の高い要素を付け加えることで、一個の身体が表され／構成される。そして二枚目になってはじめて、胚は、最初から妊娠している母親を表す形象のうちに統合される。（言うなれば、自己生成のこうした文脈のなかに！）懐胎した母親は、「代理母」のようなものである。最終的に、お腹が「塞がれた」ママのデッサンから、その次のセッションで描かれた、ガーゴイルがお腹にいる陽気な男《ヤツ》のデッサンに移行したことは以下のことを証明している。すなわちエクトルにおいて、心気症的な体験を通じて、彼の母親への複雑な同一化が現れたのである。一方では消化能力への同一化、他方では生成する能力への同一化である。

私たちが立ち会っているのは、まさに、消化的生成の理論の誕生である。そしてこうした理論で以って、彼がこしらえているのは、彼自身である。さらに、連作デッサンが終わったのは、同時に二重に構築されたこの男《ヤツ》が、もともとの母体と地続きに型取りされたときであった。あたかもこの魔術的操作において、エクトルによって、情動を帯びた身体の表象を作り上げなければならないと考えられた必要性が、達成されたかのように。——あたかも、この操作が、ここで目的を達成したかのように。それでもなお、この作図はなおも、自己生成した（自己受胎した？）身体についての作図のままであった。この作図は、両親というカップルが結びつく——そしてそこからエクトルが生み出されたであろう——原光景の、考えうるすべての考慮の外部で展開されているのだ。[1]原光景は、作業においてショートカットされている。

分身から同一化へ、肛門期的やりとり

分身というテーマは、エクトルにおいて、治療開始当初から認められた。全く同じものを並べること（とりわけ色鉛筆を並べていたが、意味のない活動のようにも見えた）から始まり、彼は一対のカバに出会う。分身は彼にとって、離別を具現化し、不在を使って創造することに役立った。同じものを二重化することはそれゆえ、消滅する可能性のあるものを彼が考慮に入れられることに関する証拠を残した。そのような理由から彼は、地下鉄の駅のデッサンの輪郭線をダブらせることで、夏のバカンスによる離別で崩れてしまった自らの心的生の両極を、縫い合わせることができるようになる。そこで、対象が消滅するかもしれないがゆえに、対象を考慮に入れることによって、同じ運動のなかでエクトルの世界に性別が導入され、性差をめぐって構成されるナルシシズム的な葛藤に開かれるようになる。

これらの同じ人形、全く同一のカバの人形は、レーモンにおいては、「二重構造」を下支えしていた。しかし、性差は男子／女子の対立によって表されてはいるものの、彼においては、根本的になおざりに

されたままだった。反対に、エクトルはこれらの人形、確かに同一ではあるが、「オスとメス」と目印をつけられた人形を突き合わせることで、性差という問題に取り組むことができる。デッサンに描かれた人物を「型取りする」ことは、エクトルのなかで働く、精神の再構成において必要不可欠な段階を、しるしづけるようになる。ここで同一化が照準に据えられる。しかし結局、葛藤するサド‐マゾ的な欲動性を手に入れることこそが、その鍵となるのだろう。それは以下のような理由による。つまり、型取りという活動において具現化する心的加工の作業が、包みこむシートの外での男《ヤツ》の誕生を表すのだとしたら、この作業はすぐさまナルシシズムと繋がった肛門期的な葛藤を生じさせるからである。交換の構造的かつ経済論的次元は、喪失のリスクを受け入れることができるように思われる。この運動は、穴の空いたブルージーンズの最後の場面で、最高潮に達する。この場面で、彼のなかに、寄る辺なさの体験に対する思いがけない能力が現れる。他者を呼ぶことで形成されうる苦悩である。

エクトルが私と対決しようとしていたドミノのゲームにおいて、温厚で錯綜したサディズム的な逆転移の一部が働いているということを、最後に指摘しておこう。それによって私は、彼をからかったのだ。これまで見てきた通り、動揺を受け入れることと、それに伴う葛藤は、自閉症にありがちな殻に閉じこもることから抜け出る契機をしるしづけている。こうした私の介入――自我の能力に最も近いところを狙っているに違いない――は、逆転移という作業に基づいている。ここにおいて、転移‐逆転移のメカニズムは不安定なものである。これは量的な観点において細心の注意を払って進めなければならないよ

1　まさにこれが、ラカミエが大人の精神病において自己生成の幻想に認めていた有用性である。〔訳註　ラカミエ、前掲書。〕

うな、繊細なゲームなのだ。そこにおいては、少しでも過不足があると、状況は知覚の方に傾いてしまう。分析家はこのような事例において手探りでことを進め、子どものナルシシズムにとって何が許容されうるものなのかについて、注意深く観察する。[1] エクトルは、次第に以下のような状況から、自身の欲動性を改めて方向づけることができるようになったのだろう。それは、対象との関係において欲動性が、自身の表出に対する全能の地位を、作動するなかで取り戻すことだけを目的とする状況である。以来この運動のおかげでエクトルは（レーモンとは対照的に）、自己感覚沈潜へと引きこもることの誘惑に、立ち向かうことができるのである。

付着性、不連続性、象徴化

エスター・ビックがソニア[*1]とともに示していたのは、いかにして子どもは分身というテーマによって、具体的なもののうちに表現される体験された形態を、象徴的な表象へと移行しうるのかということであった。[2] 付着的同一性から分身（自己から隔たれた自己自身）への移行は、エクトルにとってそうであったように、ソニアにおいても、二枚重ねされた紙の束の間の構造を介してなされた。ソニアは、分析家と再会した際セッション中にしていた、置き換えの二重化という遊びによって、断絶を無化することができた。言い換えるなら、連続性を作り直すことができた。彼女にとっての二重の輪郭線が果たす役割は、エクトルにとってのものと同じであった。別離を解消することで、連続性を作り直すという役割である。しかしソニアは同一化を忌避したまま、二重の世界のなかにとどまっていた。

確かに第二の段階において、付着性がソニアにおいて、身体と密接に関わる同一性を構成するのに役立っているのだろう。彼女と叔父に共通している身体的ハンディキャップ〔二人とも隻眼だった〕のために、彼女は叔父と同居したいと要求するようになる。単なる同棲と映るかもしれないことは、同一化するための一縷の望みのように機能している。類似というよりも、同一のもの〔同じハンディキャップを背負っているのだから、仲間である〕。隻眼によって叔父は彼女自身の分身に加えられる。ハンディキャップというしるしはおそらく、象徴的な価値を持っているのだが、それは具体的な実在する身体の次元に紐づけられたままである。

反対に、母親が三番目の子を妊娠したことで突き動かされたダイナミクスは、エクトルにとっては、異なる側面を持っている。確かにこのダイナミクスによって生じた欲動の過剰な負荷、たとえば妊娠によって復活した弟への嫉妬は、知ろうとする欲望を強め、穿鑿《せんさく》しようとするプロセスを甦らせる。このプロセスによって彼は、妊娠によって起こる動揺を鎮めることができた。最終的に彼は、起源についての理論と、統一され性別を持った自我‐身体の全体の表象とを結びつけて構築するにいたる。欲動の次元はここで、宗教的な参照項を精神風景に注入することによる、新たな象徴的標定を伴う。同一化に由

1　フロイトが一九一一年に知覚について用いた、わずかな接触だけで世界の一部をサンプルとして採取するという隠喩が、自然と精神に生じる。〔訳註　ジュベールはここでテクストを明示していないため、一九一一年のどのテクストか判然としないが、このモデルはフロイトの認識論においてある程度一貫している。フロイトは、精神が外界を知覚するにあたり、無意識系から刺激が送られると考えていた。その刺激を受けて、意識は外界の情報を少量だけ摂取し、それが取り込んで問題なければ知覚するようになる。「快原理の彼岸」須藤訓任訳『フロイト全集17』二〇〇六年、七九‐八〇頁を参照〕。

＊1　訳註　本書一一七頁参照。

2　彼女にはバカンスの時期に現れる分身がいると主張する、文字の輪郭が二重にされている、等々。

来し、同一化するための参照項は、彼の継父によって持ち込まれ、彼の母もまたそれに付着していた。この参照項はただ文化的ないしは具体的なものなのではない。それは子どもを、象徴的な枠組みに組み込むのである。それは両親の単なる欲望を超える法を参照するものなのだ。そしてエクトルはこの参照項に基づいて、自身の作業をデッサンから始めたのである。あたかも、この参照項のおかげで彼は身体による体験や、もつれた関係に起因する肉体的なものから距離を取り、この体験をシートのうえに投影し、自らの身体を構成すると同時に、体験の表象をも構成することができるかのように。

地《じ》から形態を切り離す

ジュヌヴィエーヴ・アーグは最近の講演において、二重のシートを用いることと、自我‐身体の構成にとっての第一の支持体としての背中が、十分に統合されていないことのリスクとを結びつけた。[1] 彼女はビュランジエ[2]が、子宮基質の緊張した筋肉壁と胎児のあいだにある、背中を介した相互作用について提唱したことを承けて[3]、背中が基本的な安心感についての原初的要因をもたらすことを指摘している。この身体精神的地《じ》からこそ、無意識的なボディ・イメージ[4]が、頭部と尾の方に向かって進行するのにつれて構成されるのである。第一に頭部が対象との視線のやりとりにおいて構成され、次いで両半身の四肢の付け根が、脊椎の軸の周りに対称的に構成され、最後に脚部が構成される。こうした発達の基本原理は、セッション中の自閉症の子どもたちによって定期的に「演劇化」される。あたかも彼らが、分析家の面前で、この発達を展開しようとしているかのように。独自の技術を使った、エクトルによる身体の構築——それはデッサンを通じて展開された——において確認されたのは、まさにこの発達なのだ。

彼が塊を、程度の差こそあれ左右対称に寄せ集めたのは、中心にある縦軸に対してである。
胎児の背中の感覚から自我‐身体を構成することは、授乳中の視線のやり取りにも結びつく。この視線のやり取りは、母親の頭部の底にぶつかっては[*1]、子どもに送り返される。そして最初の包みが形成され、付着性の伸長する様態にしたがって、これが広がっていく。この点についての難点とは、ジュヌヴィエーヴ・アーグ曰く、「二重化の問題が存在しているということ」である。すなわち、一部の子どもはこの問題を解くことができず、彼らはその問題の代わりに、具体的なもののなかに代わりの包みを探し求める。

繰り返すが、状況は逆説的に生じる。守ってくれる覆い——自分自身の包みが作り上げられるように守ってくれている——から離れようとする子どもは、同時に、離れようとしたはずの覆いをも作り出してしまう。その子はいつでも必要なときに、包みが存在して安心させてくれるのをまた見出せると信じている。この包みが正当かつ有効な仕方で構成されないとき、子どもは周囲の世界のなかで見つけた代理物に頼らざるをえない。

エクトルはこの発達モデルを一歩一歩確立していったようである。そして男《ヤツ》の分身たちの形態の一つ

---

1 *Construction ou reconstruction du moi corporel dans les modalités identificatoires adhésives et projectives, niveaux archaïque du transfert*, Journée d'étude de la Société psychanalytique freudienne du 15 mars 2014.

2 A. Bullinger, *Le développement sensori-moteur de l'enfant et ses avatars*, Érès, 2012.

3 母体の筋肉組織の硬直は、この感覚に由来している。つまり、胎児が目覚めているあいだはずっと子宮壁に反応が生じる。胎児の背中は目覚めたことで伸びていたのだが、この反応によって再び屈曲するようになる。

4 *Cf.* F. Dolto, *C'est la parole qui fait vivre*, Gallimard, 1999.

＊1 訳註 本書二四頁等。子どもは親の頭の前側と後ろ側の繋ぎ目、すなわち底を見ようとしている。

（「双子」の片方）を脈石（これは陰画《ネガ》のように、元々の形態を保存している）から採掘するという操作は、なぜ彼が追加のシートを用いるという独特の方法に頼るのかを説明してくれる。それはいわば彼に、世界のなかに精神を生み出すことを可能にしたのだろう。しかし、典型的なように思われる点を指摘しておこう。この発達の直後に、ナルシシズム的で肛門期的な葛藤への移行が生じたという点だ。私はそれまでは枠組みの要素のうちの一つにまで格下げされてしまっていたのだが、この移行によって、転移を伴うゲームのなかに、突如として登場したのである。あたかも彼が、付着性のなかに融合した関係にあるという状態から、苦もなく三角形をした構造化へと移行したかのように。

5　穴の穿たれた身体

「退行による反応は不十分である……」
アンドレ・グリーン『否定的なもの』[*1]

前章ではエクトルがデッサンを通じて進めた探究を、エクトル自身および彼の母の、物質的包み込みという自己生成の形式を浮き彫りにすることで一歩一歩追ってきた。紙のシートを通して表された彼らの根源的な母体《マトリクス》が、生成／分断された形式の見えない痕跡を保っているのに対して、コンテイナー／コンテインドの区別は、二次元から三次元への移行を可能にした。こうした技法によって彼は、ついに、ナルシシズム的葛藤性を組織化するさなかで、欲動に備給された自己を生じさせるにまでいたる。

彼は知らず知らずのうちに、ボディ・イメージの領域の別の探究者、サルバドール・ダリなる人物の仕事について、転倒させながらもこれに同意していた。だが、エクトルが構築者の役割を強いられてい

＊1　訳註　André Green, *Le Négatif*, L'Esprit du Temps, 1996.

るのに対して、ダリはむしろ、解体する退行運動と争う、脱構築者／再構築者のようである。制作にあたって具体的に描かれた表象が、そこに繋ぎ目をもたらすことがなければ、退行運動は限界を持たないものであっただろう。

ダリは形態の切り抜きという技法を用いて、形態の出現／消失というテーマに関する多くの絵画を描いた。一九四五年の《妊婦に形を変えるナポレオン》では、ナポレオンの胸像をもとに描かれた顔が、充満と虚空が入れ替わり立ち替わり生じる幻想的な景色の前に配置されている。この虚空のうちの一つに、皇帝の胸像を切り抜いた様が認められるのだが、その一方で、切り抜かれたところを通して見られるこの果てしない風景を構成する要素は、このようにして再構成されたナポレオンの顔の部分であるという錯覚を与えるものである（すなわち、女性とその影が鼻となり……という具合である）。トラウマに逆らうための制作のようにも思われる連作絵画のうち、一番初めの一九三四年の作品のタイトルは、《家具栄養物の離乳》という奇妙でありながらもあけすけなものである。女性の身体（支柱に支えられている）から、引き出しのついた背の低い家具、つまりナイトテーブルのようなものがくり抜かれた。そして、この家具そのものから（正面の切り抜きが証拠となっているように）、哺乳瓶、もしくは瓶にも似た形態がくり抜かれている。砂浜に座った女性は背中をこちらに向けていて、その頭は前方にかしいでいる。彼女は、シャンタル・ルシャルティエ＝アトランが言及している「母性マゾヒズム」を思い起こさせる、諦めたような態度である。この絵画作品の全体が、メランコリックで動きもなく、悲痛な雰囲気に浸っている。

私たちにとって興味深いのは、ダリが一九四二年の自伝的テクストにおいて、この絵画作品の謎を解く鍵の一つを与えているということである。彼は子どもの頃の経験を参照している。その経験とは、当初は親しみやすく安心させるものであったものが、次第に不安を掻き立て、謎に満ちたものになったという経験である。それは彼が恋していた少女ゲルーシュカと乳母にまつわる、幼年期の思い出／幻想だ。この絵の景観は、ダリの両親がバカンスの折に来ていたカダケスの浜辺の景観である。彼は以下のように綴っている。「私は乳母の背中にだんだんと体をすり寄せていく。彼女の呼吸のリズムが、私にカダケスのなだらかな浜辺を夢見させる。私の望みはもはや一つしかない。夜になれ！　早く！　暗闇のなか、もはや恥などなくなり、私はゲルーシュカを、私の顔が紅潮していることを彼女に悟られることなく見ることができた。しかし、私の眼差しが彼女に向けられるたびに、彼女が私をじっと見つめていることに気づく。あまりにじっと見つめるものだから、ずんぐりむっくりとした乳母の背中が刻一刻と細くなっていった。あたかも本物の窓が彼女の背中に今しがた開かれ、身を焼くようなその眼差しへと容赦なく私を晒すかのように。この後すぐさま、私が実際に乳母の背中に窓を見るという幻覚が生じた。しかしこの幻覚は群衆やゲルーシュカにではなく、人気《ひとけ》のない広大な浜辺へと向いていた」[1]。

このテクストは明らかに、幻想と幻覚めいた経験、そして思い出を――それも、異なる時期のもの同士を――ない混ぜにするような、事後的に再構成されたものであり、ここでは詳細を分析できないほどに長い。しかしながらこのテクストでは、乳母とゲルーシュカという二人の愛情の対象を結びつける近親相姦的な傾向に従って、思考や退行が幻覚へと解体していく様が示されている。すなわち、性的かつ落ち着くものである乳母の吐息の知覚から、人気《ひとけ》のない空間、つまりは不安にさせる広大で莫大な無限に向かって、欲望された身体のうちに穴を穿つという、極端な防衛機制へ［の解体である］。この操作は、

1　Salvador Dalí, cité par J.-L. Gaillemin, *Dalí. Le Grand Paranoïaque*, Gallimard, « Découvertes », 2004.

対象からの責め立てるような眼差しの脅威に晒されることで行われる。ダリが「偏執狂的・批判的」立場を主張していたことと符合するような、太古的で敵対的なイマーゴの破壊的な慧眼による、偏執狂的な不安だろうか？　しかしここで、退行運動は繋ぎ目を超えてしまう。不安は、大洋的なもののうちに存在が溶けてしまうことへの恐れのみならず、大洋的なものに一体化することへの憧れをも表現している。そして、母子間の交流が非常に早くに失敗してしまったこと――赤ん坊はそれを前にして、基底を作り上げるのに難儀してしまう――の帰結をそこに見出そうとする向きもあるだろう。すなわち、ジュヌヴィエーヴ・アーグが「捕食者の眼」[1]と呼んだところのものの効果である。ここで乳母の身体は、耐えがたい眼差しによって穴が空いてしまうのだ。

この見地からすると、絵画のなかで乳母の身体に科される仕打ちには曖昧なところがなくなる。乳母の「一部」は、ただ彼女をつねに手の届く道具（「家具栄養物」）とするためだけに彼女から取り出されたのではない。それに加えて彼女は、生気を奪われているのだ。この肉体〔charnel〕に対する徹底的な仕打ちは、私たちにとっては、自閉症の子どもたちとの関わりからお馴染みのものとなった仕打ちと同じ性質のものである。退行への潜在的な不安は、生気を失った部分的なもの、すなわち代理物（この絵がもつ非常にメランコリックな印象から判断してもなお、貧弱なものである）を、身体への深い恨みに起因する経験（子どもの背中を介して感じられた乳母の呼吸のリズム）[2]から、具体的な表象へと、移行させる。ここでは反対にダリが、作品を描き始めるための心的作動を、若きエクトルから借り受けているのである。この作動によって彼は、みすぼらしいチューブ糊の先端のなかに、生気を欠いた乳首の代理物を探し出すことになる。この乳首は、興奮を掻き立てるものであるのだが、それと同時に彼を拒むものである。

画家〔ダリ〕の物語において、生気が失われるという「プロセス」は、心的体験の連綿たる連なりを突如として失わせるものであるようだ。神に見捨てられたような過去の孤独な経験の痕跡とこの瞬間に接合されるかのように、彼を動かしているのはまさに慧眼、「捕食者の眼」なのである。これは、子どもの精神にはこのような根本的な変身という方法によってしか対応できない経験である。この経験から彼はただちに、全く異なる世界に足を踏み入れるのである。ちょうど、傍観者／子どもの眼が、乳母の背中の空隙に開かれた、空虚で果てのない風景へと入っていくように。

原光景——表象するために否定する

ダリの物語はまた、アンドレ・グリーン[3]が提唱する、陽性幻覚と陰性幻覚とのあいだの留め金を描いてもいる。グリーンは退行が、思い出の復活から幻覚への移行を十分遂行できないことを強調しながら、この変化に先立つ、陰性幻覚が必要であると仮定する。陽性幻覚が出現するのにうってつけの、可傷性という領域を作り出す「知覚されたものからの根こぎ」である。幻覚内容とは、知覚と表象とのあいだにある界面に対する二重の行為の産物なのだろう。この界面の外側の面においては、好ましくない知覚が陰性幻覚を生み出す。この幻覚が自由な空間を残しておくのに対して、内側の面においては、無意識

1　G. Haag (1991), « Contribution à la compréhension des identifications en jeu dans le moi corporel », *op.cit.*
2　母親による包みこみによって保たれる生気を証明する、「背中と子宮壁」の緊張性の接触による胎児の感覚への回帰かもしれない。
3　A. Green, *Le travail du négatif*, Les Éditions de Minuit, 1993.

における表象が知覚的なものの道を再び見出す可能性がある。このモデルにおいて重要なのは、表象の二つの内容が相互に連結されていないということである。かくしてダリは、自身の知覚経験についての物語において離人感を表明している。そしてこの離人感は、次のような事実に結びついている。すなわち、乳母の背中の開口部のなかに、ゲルーシュカの責め立てるような眼差しの代わりにダリが知覚しているのは、カダケスの浜辺だったのだ。言い換えるなら、親しみがありながらも空虚で、乳母の身体以外には境界がない、そんな心象である。最初の不穏な表象とはもはや全く関らず、その代わりに、果てしない孤独感のメランコリーへのシフトに関わる心象である。

ここでこそ、エクトルの仕事が私たちに、知覚されたものの否定を経て、陽性幻覚へと通じる扉を開く構造上の脆弱な点に、何が生じうるかを教えてくれるのである。彼において、紙のシートを内側から切り抜くことで、懐胎した母の身体を、次いで男の身体を、全体が構成されていない状態で出現させる。生成することについての幻想によって、エクトルは二重の危機を回避している。つまり、原光景の幻想だけでなく、母親の腹部がもつ未確認の生殖能力という幻想をも回避している。

*

夢の形成の過程において、フロイトは Darstellung（呈示）――何かが意識に直接現れるのはこの側面においてである――と Vorstellung（表象）――この行為によって、精神は思考の対象を自らの前に置くのである――とを区別している。それゆえ、表象／Vorstellung は形象を背景からくり抜き、知覚対象にするという思考の操作を前提としている。かくして表象は空間および奥行きを作り出す。それに対して呈示／Darstellung は、その存在が具体的であるために、幻覚を実現させるのである。[1]

さて、エクトルの探求が繰り広げられるのはまさにここにおいて、つまり〔呈示と表象という〕形象化作用の二側面の転換点においてである。彼はまず生殖のための種子を作り出し、それと並行して筋肉と腱でできた骨格をその側に描く。身体の表象はまず、素材が増殖するようにして構築される。すなわち骨格、分節化された建築物、触発された肉を繋ぎ止め、増殖させる土台である。

男の腹部に種子が置かれるのは、他でもなく各セッションでの二枚目のデッサンにおいてである。型取りして移植するという一連の操作を通じてエクトルは、母のような人物を生みだしているのである。母の形象は、この再統一の帰結、よそものの身体の移植の結果のようである。芽生えつつある形態の増殖としての種子――すでに十分発達し、はっきりとした境界を持つ種子――は、永遠に繁殖力のある、内なるファルスになろうとしている、形象の腹部に配置される。エクトルは自分のために、クラインが言う美しい幻想と適合する母体を、パーツのひとつひとつからこしらえているのだ。[2]

しかしながら、この完成された操作をなおも、型取りしなければならない。つまり、形態を奥底から出現させ、それに生命を与えなければならない。それと同時に容器／内容物の区別が生じ、以降は身体による経験を、三次元として（あるいは四次元として?-）知覚される世界において、構成することが可能になる。この運動は、根本的に異なる時空間への手がかりを伴う。エクトルは、生殖するものとして母体の表象を構築すると同時に、表象を身体から切り離された対象として作り上げるにいたった、という欲望である。その序列の最上位に位置しているのが、父のファルスである。

1　ローランス・カーンはこの〔呈示と表象の〕対立を非常に正確に詳述している（*L'écoute de l'analyste, op.cit.*）。

2　メラニー・クラインによると子どもの欲動性は、ある欲望の幻想として構成される。母胎の内容物になりたいという欲望である。その序列の最上位に位置しているのが、父のファルスである。

印象を抱く。そればかりか、このようにして母体の代わりに「実体としての母」〔entité-mère〕[1]を、一連のデッサンにおいて作り上げた後に、腹に病を抱える「男《ヤツ》」のデッサンとともに登場するのは、他でもないエクトル自身の身体なのだ。傷つけられた身体、（母／囲い〔enceinte〕[*1]と自我／ガーゴイルという対と）同じ方法で、つまり型取りという同じ魔術的操作によって彼が生み出した身体である。このように、母が〈ガーゴイル／ごぼごぼ、という〉言語において捉えられるのと同時に、〈〜と同様に〔*du même que*〕〉を用いて自我を彼女として構築することは、同一化の可能性に通じているということが見て取れる。

エクトルが実行しているのはまさに自己生成の操作なのである。この操作によって彼は、耐えがたい原光景に直面することを避けることができる。このように、はじめから母の腹部は満たされており、あらかじめ虚空は否定されているため、繁殖力のある父のペニスがそこに行き着くことはない。この自己の構築／表象の技術は他方で、反転した幻想という視点をも開く。つまり、〈母の体内に〉植え込まれた種子／ファルスを引き抜くことと、その結果彼女が自身の体内に残すであろう虚空という幻想である。それゆえ「満たされた」身体という表象は、母の腹部への攻撃——それは欲動性を含意している——から得られる、予見可能だが恐れられた帰結を取り繕うことになる。さらにこの表象は、内容物の破壊という危険を予告することになる。なぜならここで、目眩が訪れるからだ。この目眩は身体骨格の表面という連続したものから、腹部の底無しの穴にいたるまで、自己感覚を揺るがすだろう。

有意味な忘却から

二〇一一年に開かれたフランス語圏の精神分析家たちの会議での講演において、シャンタル・ルシャルティエ＝アトランはヘンリー・ムーアの制作した彫像に言及した。この彫像の、トーラスの内部のように丸くくり抜かれた空っぽの腹部は視線を、彼岸の空間へと、像の開口部が開くと同時に縁取る無限へと吸い込んでいく。[2] ルシャルティエ＝アトランは女性の、穴を穿たれた腹部という表象のなかに、女性の腹部の無限の生殖性という隠喩を見ている。すなわちそれによって変身の無限の可能性が啓示されるのだ。これは、「限界のないこと」との融合による逆転した不安と、母的なものが持つ増殖性による不安――これまた心を乱す――とを呼び覚ます形態なのである。

おそらくこのような不安の効果によってこそ、この想起が自我にとって、無意識の躓きの契機になるのである。講演の翌日に『リベラシオン』紙に、彫刻家メフメト・アクソイのインタビュー記事が掲載されていた。アクソイは、腹部を十字架の形にくり抜かれた乙女マリアの像で知られている。さて、会

1　L. Kahn, *L'écoute de l'analyste, op.cit.*

＊1　訳註　フランス語の enceinte には「囲い」という意味の名詞とは別に、「身籠った」を意味する形容詞としての意味もある。

2　こうした「穴の穿たれた」彫像に先行するのが、彫刻家〔ムーア〕自身による、人の形をした内容物の一部が見えるように穴を開けられた容器を表す、別のシリーズ作品だ。それは母胎の中の、異常発達した胎児のようなものである。ムーアは、エクトルが成し遂げた仕事を、逆向きにしていたようだ。

議からの帰り道でこの記事を読んで私が思い出したのは、ヘンリー・ムーアの彫刻ではなく「プロイセンの前開きの乙女像」であった。これらの奇妙な像は正反対の表象を与えるものである。すなわち、マリアの腹部の内側で、統御されることなく増殖していくという表象である。この精神的な旅路の最後になってようやく、ヘンリー・ムーアに言及するシャンタル・ルシャルティエ゠アトランの講演が私の記憶へと戻ってきた。なぜ抑圧は、くぼんだ形態を満たされた形態に、そして空虚な空間を知覚要素がぎっしり詰まった表象に入れ替える、このような迂回を表象のなかでさせたのか。

プロイセンの前開きの乙女像

これらの非常に特異な像は、ある時代（十三‐十五世紀）、そしてある場所（東プロイセン）のものである。この時代の東プロイセンは、チュートン騎士団による支配のおかげで、文化的・政治的に統一されていた。暗い教会の奥底で、奥深い森のくぼみで、これらの乙女像は蠟燭の揺らぐ炎の光と、燭台の煌めきに照らされて眺められていたに違いない。それは普段は閉じられているが、時には前方に開くこともある。その外見は質素で、非常に峻厳なゴシック様式でデザインされている。乙女の頸部からそのローブの裾にかけて、像の前面にほどこされた長い矢羽状の割れ目を除いて、その内部を特徴づけるものは何もない。この像を開くと、乙女の両下肢が引き離されるかのような、衝撃的な錯覚を抱いてしまう。これはまさにヴェールを解かれようとしている未知へと開かれる運動であり、それによって不安にも近い緊張が生じる。ここで惹起される興奮は、聖書の言語において曖昧な仕方で「（異性を）知ること〔connaissance〕」[*1]と呼ばれるものによく似た、母親の性《セックス》についての知に対する、抑圧された欲望と符合する。ヴェールを解くのに先立つこの瞬間において呼び起こされるのは、（「去勢された」性器に代わってメデューサの頭部が出現する可能性を前にした）去勢への恐怖と、慈しみに溢れた母の崇高なる姿を、何の擁護もせずに瀆神的な行いに処して毀損することに対する、神聖なる恐れである。観者の心を恐怖でいっぱいにするのは、タブーに見舞われた母の体内を、つまりマリアへの祈りによって呼び起こされる聖なる母胎を痛めつけることになる、近親相姦的な眼差しによる侵犯を犯してしまうという、観者自身の確信なのである。

さて、この緊張が最高潮に達してもなお像を開けるという行為が続き、視線は金の装飾が煌めくなか突如現れた複雑な形態に遭遇する。この形態を前にして、それがちぐはぐな姿をした聖三位であると精神が理解するまでには少々の時間を要する。ここですべてが鎮まる。神的な秩序が再度打ち立てられるのである。啓示を心待ちにする意識の揺らめいていた瞬間の痕跡以外、何も残っていない。マリアの腹部に入れられ、そこで啓示される神的なものの全体像が思いがけず登場することが、去勢不安の進行に対する歯止めをもたらす。去勢不安は、過剰なる父の形象に直接繋ぎ止められる。神秘的な経験をした主体はようやく、この父の形象から逃げおおせることができるのである。

＊1　訳註　Connaissance という語には「（複数形で）知識」、「認識、理解」の他にも聖書において「異性を知ること、肉の交わり」という意味がある。

ファルスを持つ三位一体

プロイセンの前開きの乙女像が内蔵する聖三位は、多くの側面において注目すべきところがある。一本の柱が父なる神の荘厳な正面から現れるようである。だが、神の前方の矢羽状の、その両足に位置しているような中心線において、勃起したペニスのような十字架のうえに聳え立っているのが、目の眩むほど真っ白な象牙製のキリスト像である。観者の視線は文字通り、荘厳に崛起する父のキリスト＝ペニスという幻視に釘づけになる。このペニス＝キリストは同時に、自らの内部に息子がいることによって母が去勢を免れているということを明瞭に示している。

中心にある三位一体の周囲で展開されているのは、宇宙開闢説の全体像である。蠟燭の光に照らされて微かに揺めくこの宇宙開闢説は言うまでもなく、ヒンドゥー教の神々の感覚で満たされている。目眩の効果、神々しい閃光、その場の薄明、神聖かつ危険な雰囲気、これらすべてによって、信徒は知覚のための手がかりを、そしてこのイメージを知性的に理解する能力を失うこととなる。これらの彫像はその大部分が無筆の人々が用いるためのものであったのならばなおのこと、情動が表象のなかに直接動員される。このような演出が幸いして、幻覚的な、より正確に言うなら知覚と幻覚の融合に起因する〈知覚されたもの〉が生じるのである。[1] ここで問題となっているのは、信仰と宗教的経験との出会いである。信仰と宗教的経験はともにその原動力を、知覚と表象との融合から汲みとっているのだ。

プロイセンの前開きの乙女像は、乙女の母体において、くぼんだ状態（はじめに母胎に内蔵されていた神々しい充溢、つまり子なるイエスが取り去られる）を満たされた状態（今度は神的なものの全体、つまり聖三位一体で満たされている）に転換する。しかしこの虚空を埋める運動は、内部で息が詰まらんばかりに芽吹いているために、その目標を超過してしまったようである。表象が過剰に満たされることで、生命が無から発生したであろう根源的な時間、感知しえない瞬間を思い描こうとする微かな意志すらも端折られてしまう。陰性幻覚が三位一体の形象によって妨げられている一方で、知覚空間は飽和しきっている。すべては、陽性幻覚を産出する道を精神が辿るのを後押しするように設えられている。この道において、知覚されたものの現実は、母的なものにまつわる情動が再度噴出するのに出くわすことになる。形象的なプロセスが持つ効力、すなわち、無であった段階の表象をショートカットすることは、個人的思考作業を犠牲にすることで、直接的な信奉＝付着〔adhésion〕に忠実な信者たちに、共同イメージ〔の担い手〕になるよう駆り立てる。一切がそこに由来する母胎が持つ増殖性が肯定されなければならないのは、信者の共同体に対する、個々人の不可欠な情動的信奉＝付着の名においてである。これらの彫像は幻覚を引き起こし、その結果それは集団による神秘的多幸感の経験に与するように精神を駆り立てる。この集団による神秘的多幸感が持つ、切れ目ない連続性の次元は、付着性〔信奉性〕を指し示している。

信仰と宗教的感情（単純素朴な信）はともに、感動と感情とを巧みに操るものであり、それらは信じ

1　神を前にした寄る辺なさと驚愕の経験を生起させるのに適した技法は――ジャン・クロットとデーヴィッド・ルイス＝ウィリアムズの説を信じるならば（*Les chamanes de la préhistoire, op.cit.* p.14）――太古の時代より人類が、つまり先史時代の洞窟のシャーマンたちが用いてきたものである。こうした技法はタントラ派の仏教において、なおも使用されている。タントラ派の仏教における幻覚経験の使用については、アレクサンドラ・デーヴィッド＝ニールによって報告されている。

るという行為、すなわち不合理な信仰について合理的に熟慮した選択とは対置される。信仰と宗教的感情が認知的なものと出くわすとき、幻覚的な体験はこの邂逅を等閑にしつつ、知覚されたものという現実において、信仰に一貫性を与える。教会の権威のすぐそばで打ち立てられた信仰と現実との対立に照らして考えるなら、孤立した村々において、このマリア像が持っていたに違いない共同体全体のカタルシスには、不気味な影響力があったと推察される。ちょうどフロイトがエフェソスのディアナについて指摘しているように、父なる神が崇拝される背後では、古来のマリア崇拝の根強い残余が震えている。さらに、これらの乙女像が反宗教改革において廃棄されたのは異端としてではなく（異端は聖書解釈だけに関わりうるものである）、誤りによってなのである。なぜなら、乙女マリア自身はキリストだけの母であるのに対し、これらの乙女像は神的なものの全体を産んだ母としての乙女を表象しているからである。これは防衛的な退行――知覚的なものと情動に対して距離を取ること――の運動において、認識にかかわるものによって立てられるであろう論である。

形象から形態へ、そして形態から形象へ――充溢と空虚、制約と論理

さて、マリアの腹部のただなかの虚空が形づくる十文字こそが、私の心のなかに、ヘンリー・ムーアの彫像の「何の変哲もない」虚空がもつ、抑圧された「大洋的」な表現――この像については後になってはじめて事後的に思い出された――ではなく、過剰に充溢したプロイセンの乙女像の思い出を呼び起こしたのである。なぜメフメト・アクソイの彫像についての表象を介して、トポロジーにおいては近似しているはずのムーア作品の表象が、私のなかで消え去らなければならなかったのか。

したがって、ここで立てられた些細な問題は別の角度から検討することができる。しかし、そのためには形象〔figure〕から形態〔forme〕へと移動しなければならない。次の点に注意しよう。つまり、一方のヘンリー・ムーアによる中空の彫刻と、他方の充溢した前開きの乙女の彫刻という二つの形象は、表象という観点においてのみ、対立しているのではない。つまり、形態的な観点では、両者はそれぞれ全く別のトポロジー的対象を表現しているのだ。トポロジーの数学的な論理において、いくつかの形態は両立しない。言い換えるなら、連続した変形を通じて充溢した形態をくぼみのある形態にすることはできない。ここで前提とされる論理は日常的には私たちと馴染みのないものであるが、これによって一部の（とりわけ自閉症の臨床における）特徴的な空間把握を理解することができるようになるのだ。[1]

ムーアが作り出した形態が「くぼんだ」ものであったなら、それはトポロジー的な観点からすれば、前開きの乙女像の形態と同じであったことだろう。手袋の指の反転のように、[*1] 換言するなら連続した変形のもとで一方から他方への移行ができたことだろう。他方で「穴を穿たれた」女性という形態を得るためには、ある特殊な操作が必要となる。つまり、エクトルがしていたように、充溢したもののなかで切り抜くという操作をしなければならないのだ。この論理によるなら、精神のなかでこれら二つの表象を自発的に結びつけるための手段は、存在するはずがないのである。しかし、数学的な制約と、無意識

1　「私たちは基本的に、せり出た実体がプレグナンツを発する世界の原初的な構造を心のなかで描いてきた。これらのプレグナンツは異なるせり出た実体によって、捉えられたり知覚されたりする可能性がある。そのただなかでは、これらの実体が形象的とでも呼ぶべき効果を作り出している」(R. Thom, *Prédire n'est pas expliquer*, Flammarion, « Champs », 1993, p. 109)。

＊1　訳註　本書四二頁参照。

の働きとのあいだの符合は、果たして的確なのだろうか。それでもなお、私のなかで生じた一方の形象から他方の形象への移行は、いかにして可能になったのだろうか。

というのも、想像的なものだけでは、いかなる形態を他の形態に置き換えることも、そして／あるいはある表象から来る情動を、何であれ他のものへと置き換えることも、可能にはならないからである。フロイトは夢解釈において、以下のことを指摘していた。すなわち、それに加えて象徴的な要素が必要である、と。象徴的な価値を持ち、二つの表象に、すなわち二つの形態に共通する要素が必要なのだ。ここで、二つの表象を結びつけることを可能にしているのは、充溢した形態において、観者の視線によってくり抜かれる意味深い形態としての十字架という象徴なのだ。[1] アクソイの彫像における十文字の形態から、プロイセンの乙女像の内部に収められた十字架上のキリストへの移行である。これらのトポロジー的な対象のあいだの本性の差異は、十字架という象徴によって歪曲されている。虚空が充溢したものに、充溢したものが虚空に、容器が内容物に、内容物が容器になるという大転換は、この象徴のおかげで生じる。

アクソイの彫刻において特徴的なのは、象徴的な形態がくぼみとして境界づけられていることで、言語にかかわる要素が課されるという点である。この言語にかかわる要素は、ヘンリー・ムーアが作り出した円形のくり抜きとは対照的に、大洋感情が繰り広げられるのを妨げる。ここでくり抜きから発生した象徴は、始原的な母体《マトリクス》の〈くぼんだ／満たされた〉という二つの状態——ともに、もう片方の状態に向けられている——を結びつけることになる。というのも、アクソイ作品の乙女のくり抜かれた腹部は、陰画《ネガ》としての形態のなかに陽画《ポジ》としての形象を含み持っているからだ。[2] 騙し絵の中でなされるような表象の反転というこの特徴によって、アクソイの彫る中空の女性は、中世の乙女像の正反対のものとなる。

まさにこのことによって、空虚ではあるが有意味なこの形態から、ムーア作品の彫像の「無‐意味な」くり抜きへの移行が私のなかで生じえたのである。

生成、形態、そして同一化

しかし、このような複雑な迂回を私がしなければならなかったのは、情動と抑圧とが働いているからでもある。シャンタル・ルシャルティエはある症例から、ムーア作品の切り抜かれた形態が、空虚な無限――そこではあらゆる形態と個体性が溶解する――を希求する空隙から来る不安を掻き立てると説明している。物質で満たされたもののなかの穴は、不安にさせる吸い込みを作りだすと同時に、しがみついたり安心したりするための縁《ふち》を物質化する。かくしてこの穴は、起源への回帰ではなく、「世界に向けて開かれている母性マゾヒズム」が保証する通路なのである。ここにまた、同一化の端緒があるのだ。なぜなら、「主体が対象と相同関係――すなわち隣人――である場所でこそ、〔……〕この思考の働きは起こる」と、彼女は書いているからだ。[3]

1　ついでに、対象の身体において、欲望が執着しうる部分対象を欲動が切り取る方法との類比を指摘しておこう。

2　ご理解いただけることだろうが、形象と形態はここで明瞭に区別されなければならない。他方でトムの提唱するせり出し〔saillance〕なる概念――空間における連続したもののなかで縁を作り出す――を再度検討することになる。虚空と充溢はこのレベルにおいて、相互に交換可能なものとなるのだ。

3　親切で身近な人間について、そしてそのような人が存在することやその人の「特徴的な」応答が、心的生の開始にとって不可欠であるとフロイトが述べていることについては、先述の「同一化」の章の三八‐四〇頁を参照。

乳房の代理物を探し出すというよりも、弟が授乳されるのを見て自身に雪崩れこんできた感情を自分のために作り直し（つまりはそれを理解し、表象し）、それに形態を与える可能性を探し出すというエクトルの試みは、ある運動を再現することでなされる。運動図式の探究は、すでに彼自身が母との関係において示したように、経験に結びついた身体的な感情やさまざまな体感を作り直すことを目指している。当時の彼にとって理解することとは、知覚要素を自身の身体に関係づけることに存していたのだ。思考において確立するこの関係は経験を作り出すと同時に、形態が生成されるのにも寄与している。そしてその形態に肉体的な確実性を与えているのだ。

＊

しかし、身体やさまざまな体感に結びついた形態は、ローランス・カーンによれば「流動する概念」、つまりは輪郭が定まっていない概念であり続ける。この形態の根本的な不安定さは、その多産性の原動力の一つである。その可塑性によって、この形態は自らが抽象的なものにも、具体的で肉体的なものにも変身しうるという可能性を持っている。表象のこうした変形力、数多ある形態から世界を生成する力は、たとえ無限のものであっても、一定数の規則を守るときにはじめて、そのような力であるのだ。とりわけ先に触れた、空虚／充溢という反転において、象徴的なものが、具体的な表象と素材そのものの変身から出現するのである。この条件において可塑的な変形は、心的諸力の相互作用〔jeu〕の効果で無際限に働きうるように思われるかもしれない。そしてこの心的諸力が葛藤していることで、精神の生のなかの根源的なものが活発になり、強力に持続することを保証する。心的に生き続けるためには、ウィニコットが語っているところの一次対象と繋がった創造性の源泉が働き続けていなければならない。

精神の多産性、そして、形態の創出にまつわる生成の幻想と同一化との関係が、思考にもたらす自由。このような自由によって、エクトルは私たちをこの本の末尾に、つまりは私たちの出発点へと行くことを可能にしてくれた、それゆえ出発点にして末尾に連れてきてくれたことになるだろう。自閉症者の思考は、限界のない付着性によって制限を受けながらも、どんどん押し広げられる隣接性によって組織化される空間のなかで展開する。この限界のない連続性を妨げ、断ち切る別の欲望などない。自身の欲望や謎めいた欲求に突き動かされている他者への同一化など、不可能である。というのもこの同一化のメカニズムは、世界についての知覚の連続から何かを切り離し、自らのものにしうることを前提としているからだ。同一化は、実在するものの地《じ》の上に、すなわちすでに認められた／再認された形態という地《じ》の上に、新たな形態を切り分け、備給するのである。

訳者解題

出会いにおける苦痛と精神分析

本書はMartin Joubert, *À quoi pensent les autistes ?*, Gallimard, 2018. の全訳である。マルタン・ジュベールは一九五七年生まれのパリ精神分析協会に所属する精神分析家であり、児童精神科医である。非都市部における医療についての経験を積み、ロジェ・ミーゼス（Roger Mises）およびルネ・ディアトキン（René Diatkine）からの影響を受け、児童精神科医を志す。児童精神科医としてのキャリアの初め、ジュベールは産褥期の精神障害における、母子ユニットの入院治療に携わっていた。その後二十五年間にわたり、個人の精神分析家としての活動と並行して、パリ地域圏（現イル゠ド゠フランス）の経済的に貧しい地区の家族と子どもたちへの心的ケアを行う小さな外来センターで働くことになる。このようにして彼は、自閉症の子どもたちに対する精神分析的心理療法を発展させた。その経験は二冊の著書にまとめられた。一冊目が*L'enfant autiste et le psychanalyste*, Le Fil rouge, PUF, 2009、二冊目が本書である。現在は自閉症における診断の問題ついて、臨床的および遺伝学的な研究に参加している。引き続き大人と子どもの精神分析に関する多くの論文を執筆しているが、本書以降はとりわけ、ナルシシズムの病理や障害についての仕事に取り組んでいる。本書は、彼がパリの医学心理センター（Centre

Médico-Psychologique：ＣＭＰ）で担当した六人の自閉症の子どもたちの診療の記録である。

本書の内容紹介に入る前に、まずフランスにおける自閉症と精神分析をめぐる状況について確認しておきたい。自閉症が神経学的疾患であると一般的にはみなされている現在、国際社会においては教育的、行動療法的アプローチこそが標準とされることが多い。こうした状況は、いくつもの精神分析の流派が花開いたフランスとて例外ではない。そればかりか、フランスでも精神分析は、自閉症に対する有効性が疑問視されている。というのも、精神分析は自閉症について、親、特に母親の愛情不足がその原因にあり、愛情を示すことで問題を乗り越えられるという誤解を流布した、とみなされているからである。本書はフランスにおいて、そうした疑問視が強まった状況で著された。たとえば『ル・モンド』紙は本書を紹介する記事で、精神分析を取り巻く状況が、政治的、臨床的に、裁判を含む過酷な論争の渦中にあることに言及している。では、自閉症が器質的疾患であることが有力視され、国際的な標準が教育的、行動療法的アプローチに定まりつつある現在、なぜ本書は精神分析という領域に立つのだろうか。

自閉症的特性を持つ「脳」が母親の胎内で発生する原因については、現在、複数の遺伝子が関連すると考える研究が数多く見られる。その神経学的特性が発見されるのは、生後、極めて早期の場合もあるし、そうでない場合もある。発見される際、多くは、純粋に彼らの「脳」の特性から発見されるわけではない。彼らの特性が、環境から与えられる何らかの条件のもと、その負荷に耐えきれず、二次障害を発症することがきっかけとなって発見される場合が多い。さらには、一度発見されたとしても、環境の変化によってその現れ方は変化しうる。つまり、たとえ自閉症的特性が生まれる前から存在しているとしても、その発現に関し、環境的条件がまったく関係しないわけではないのだ。自閉症は、神経学的特性と環境因子が複雑に絡み合った上で発現するとみなされている。本書で描かれているように、他の精神病との併存、知的障害の程度、認知能力の差異等が、この現れ方をさらに複雑化する。こうした状況ゆえに、教育的、行動療法的アプローチとは別の役割が、精神分析を基礎とする療法や他の療法に期待される。自閉症は、様々な角度、立場、アプローチから立体的に捉える必要があるのだ。

では、精神分析を基礎とする療法は、自閉症に対し、どのようにアプローチするのだろうか。本書が注目するのは、自閉症と精神病を併発しつつも、後者の傾向が強い子どもと、自閉症の傾向だけが強い子どもとの、思考様式の比較である。自閉症的傾向が強い子どもは「付着同一性」という思考様式が強く、精神病を併発する子どもは「身体的同一化」が優位であるとされる。この二つの思考様式を論じるなかで前提とされているのが、そもそも生物が生きようとすることのなかには、必ず刺激や緊張が伴うという、フロイトのメタサイコロジー理論である。こうした刺激は、自閉症者においては、耐え難い苦痛として経験される。精神分析は、あらゆる場面においてそうした刺激による暴力性が存在することを認め、この刺激をコントロールした上で体験させようとする。自閉症においても、細心のコントロールがあれば、この理論が適応可能であると考える。したがって、そうした暴力性がそもそも生きることのなかには存在しないとみなすような立場とは、立脚点が異なる。すなわち精神分析は、私たちが生きることそのものが、暴力に満ちた生と、刺激のゼロ地点としての穏やかな死とのあいだの、緊張関係のなかにあるとみなす。そして自閉症者は、この二つのあいだで別の道を見出す。しかしながらこの道は、自らを傷つけるほどの常同行動とも不可分な道である。したがって本書で目指すのは、常同行動などの自閉症的症状を避難所として保持しながらも、生と死の緊張関係を垣間見させるような臨床である。そして、それが可能となる重要な契機として、子どもの臨床を通して分析家が体験する逆転移の苦痛を据えていることが、本書の特徴である。「分析家が直面することを避けられない、抑鬱的で苦痛なまでに空虚な瞬間は、子どもが自らの思考を展開させることのできる地《じ》を構成する」（本書一〇九頁）。

仮説を立てるにあたって本書が立脚したのは、精神分析の理論のみならず、新生児や乳幼児の発達に関わる生物心理学、神経科学等の理論である。したがって、自閉症に対して精神分析が有効な仮説を提示することができるとすれば、それは、純粋に精神分析の領域から生まれるのではなく、他の分野との協調のなかからであると本書は考える。

では、精神分析が与えてきた愛情に関する誤解を、本書はいかにして乗り越えようしているのだろうか。本書は親の側に愛情に関する機能不全があるから自閉症が発生するという見解が間違いであり、子どもの側が持っている神経学的「設備」に原因がある可能性を指摘する。より正確に言えば、子どもの精神と親の精神のあいだにある、チューニングの問題であると本書は述べる。しかしながらかつて、精神分析家であるブルーノ・ベッテルハイムが自閉症に関し、母親にその原因があるとして「冷蔵庫マザー」という言葉を提唱したという事実が存在する。精神分析の歴史において、ベッテルハイムやその周辺の論者だけが、たまたま誤謬を犯しただけなのだろうか。そもそも、なぜそうした説が生まれたのかという問題について、考えなければならないのではないだろうか。つまり、育児において母親が子どもに対しどのような機能を担ってきた（あるいは担わされてきた）のかという問題に加え、母親を含む女性たちが、広くどのような立場に置かれてきたのかという構造的問題についても考えなければならないのではないだろうか。こうした問いを議論した上ではじめて、自閉症児の母親のみならず、すべての母親に対し育児をめぐってかけられてきた呪い、ひいては母親になることを選択しなかった、あるいは望んでいたとしても選択することができなかったすべての人間たちにかけられてきた、子どもや子育てをめぐる呪いと闘うことができるのではないだろうか。子どもや子育てをめぐる困難が、自閉症児との対峙によって、よりいっそう激化する。このことを、情動をめぐる理論をもって記述すること。生と死、恐怖や耐え難い不安といった問題を取り扱うために、精神分析という領域が練り上げてきた技術を介し、この困難を言語化すること。これこそが、精神分析的理論の責務の一つであり、精神分析という領域にしかできない仕事なのではないか。

母親と女性、ひいてはすべての人間にかけられてきた、子どもや子育てについての呪いと闘うこと。精神分析に課せられたこの責務を全うし、内在的に乗り越えようとしてきたのは、本書でも参照されているように、他でもない、フランス内外の女性の分析家たちである。エスター・ビック、フランソワーズ・ドルト、フランセス・タスティン、ピエラ・オラニエ、ローランス・カーン、クレオパトル・アナスタシュー＝ポペスコ、ジュヌヴィエーヴ・アーグ、シャンタル・ルシャルティエ＝アトランなどである。もちろん、ドナルド・メルツァーやアンドレ・グリーン、ベンノ・ローゼンベルク、ベルナール・プノ、ドゥニ・リヴァスといった男性の分析家たちも、本書の理論的中心を担っている。精神分析という領域においては、自閉症をめぐって母親だけを責めるような見解が提示されもしたが、同時に、内在的批判もなされてきたということ。加えて、そうした動きには男性のみならず上記のような女性の分析家たちも多く参加してきたことを、本書は示す。本当の意味で、母親や子どもをめぐる苦しみと向き合うためには、母親が育児においていかなる役割を担ってきた（あるいは担わされてきた）のかを見えるようにしなければならない。このような手続きをもってはじめて、母親や育児、家族をめぐる今日的問題と対峙できるだろう。母の機能とは、否定されることで、見ることも触れることもできないが、それでもなおそこにあり続ける地《じ》となることである。そうした機能を担うものすべてを母と呼ぶことができる可能性が、本書において暗に示唆される。育児において母親が担ってきた役割を、聖域でありかつ非難の的としないためには、どうすればよいのか。繰り返しになるが、この課題との対決は、今後、精神分析という領域全体に委ねられた使命の一つであるだろう。

次に、各章の構成を確認したい。

第1章で登場するのは、ローランである。ローランはありとあらゆることを著者に質問する。その質問はつねに著者の意表を突くものであった。だが以前の彼の姿と比較すれば、何らかの変化が生まれつつあるようにも見える。ローランは他者の模倣をすることにも夢中になっている。自閉症が神経学的発達に関係している可能性は高いが、それでも、自閉症の子どもたちは、社会性獲得のために模倣を行う。このことは、彼らに社会性がないのではなく、身体的同一化を通して社会に参入することが難しいということを示している。またローランはバス路線に夢中になっているが、このバス路線を介して、著者や他の人々と交流するような様子が見られる。

第2章で登場するのは、ジェレミー、レーモン、ノエである。

ジェレミーはロンドンへの遠足中、ナッツを食べるリスに魅了され、その場から離れることができなくなってしまう。彼が動けなくなるのは、リスの自律的な動きが人間の動きや、動きと関連した恐怖を喚起するからだ。彼はこうした刺激に対し、付着同一性によって対抗する。付着同一性は、エスター・ビックの理論に由来するものであり、表面の寄せ集めからなる感覚（表面、匂い、熱さ、肌理）や、それが結びつく情動によってまとめあげられる、自我の萌芽状態を指す。これは自閉症の子どものみならず、それ以外の子どもにも見られる自我の早期的状態であるが、前者においてはこれが、成長過程において優位なままとなる。

レーモンは、ジュベールのオフィスの電子機器に攻撃するばかりでなく、灯りのついた電球を彼に押しつけ、手を焼こうとする。この行動にはサディズムが現れており、解釈の余地があるように見える。しかしレーモンは興奮を自閉症的な行動によって解消するしかなく、解釈は効力をなさない。少しずつレーモンは、祖父母の誰かが歌っていた歌を、ジュベールと一緒に断片的に歌うようになる。さらには童話やクラスメイトが登場する劇に、彼を参加させるようになる。しかしながらそれでもなお、レーモンのなかでは分析家の「使用」は限定されたものであり、自閉症的なメカニズムを完全には脱することはない。

ノエは一歳のとき、水中に頭を入れられたことをきっかけに、憤怒痙攣を起こした。それ以来、器質的原因の見つからない発作を起こすようになる。彼は他の子どもたちに興味を示さず、幼稚園の部屋のなかをぐるぐると回り、ドアの前に張り付いて動かなくなる。だが彼において最も特徴的なのは、ある行動に集中しているように見えて、それを途中で中断してしまうような非連続性だった。ある日、ある遊びの最中に、ばらばらになったものを修復するような活動が見られるようになる。また、理想化の対象が幼稚園の先生からジュベールに置き換えられる様子も観察される。ノエは次第に、一つの活動を中断せず、熱中して一人で行うことができるようになる。レーモンとノエは当初似たような症状を見せていたが、前者が自閉症的であり、後者はそうではないとして線引きされる。彼らを分けるのは、付着同一性が優位か否かという点である。

第3章で登場するのはジミーだ。ジミーは部屋の端から端まで手を叩きながら突進する。だが、ジュベールと視線を交換することもあれば、背を向けたままで、熱中している遊びについて語り合うこともできる。彼は自閉症的な様子と、そうではない様子を同時に見せるのだ。他方彼の母親は、両親にとって子育てのトラウマとなった出来事をジュベールに語る。生後一ヶ月くらいで、父親が彼からおしゃぶりを取り上げたときの、凄まじい泣き声。おしゃぶりを返してもそれはおさまらず、それ以来ジミーは、落ち着かせることのできない持続的な癇癪を起こすようになった。

ジミーにおいて特徴的なのは、自閉症的症状が現れることで、怒りの情動的症状が和らぐように見えることだ。このケースにおいては、自閉症的症状が仮の欲動解離を引き起こしているように見える。欲動解離は、生と死の緊張状態に関連するものであり、一次マゾヒズムと呼ばれる仕組みのなかに現れる。自我が芽生えるためには、生の早期において、自らに向けられる破壊性、すなわち死への傾向を、何らかの形で解消しなければならない。しかしながら破壊性を無力化するためには、対象における何かと出会わなければならない。自閉症のおそれがある子どもたちは、知覚神経レベルで刺激を一種類ずつに分離することで刺激を軽減したり、あるいは常同行動のなかに刺激を逃がしたりする道を見出す。つまり彼らは、対象における何かと出会うことなしに、刺激から引き起こされる破壊性を回避する。

ここで著者は、精神分析と生理学的な次元の議論とをクロスオーバーさせながら論述を進める。曰く、「誕生したまさにその瞬間から、〔子どもは〕生きなければならない。死が待ち構え、待機している」（本書一〇〇頁）。生理学的な議論が付加されるのはここにおいてである。すなわち、新生児の泣き声とは、機械的な現象であり、緊張性の努力であるというのだ。そしてその生理学的な目的は、新たな環境で呼吸するための気道を開くことにあるとされる。だがここで生理学的な反応であった泣き声に、精神の要素が芽生える。つまり、泣き声は繰り返されることで他者を呼ぶ声になる。そして満足が精神を緊張から解放するまで、子どもは一定の待機時間を我慢しなければならなくなる。待機－我慢と満足の繰り返しによって、精神は少しずつ、一次マゾヒズムという解決に導かれていく。だが自閉症においては、神経学的特性によって、外界からやって来る刺激が大きく、こうした待機と満足を経験することが難しくなる。それを経験させてあげられないと、親たちにも罪悪感が蓄積される。自閉症児と接する分析家もまた、逆転移の苦痛に苦しむようになる。絶望や空虚感、言語の意味の喪失が分析家の上に重くのしかかり、分析家は超自我による迫害に晒される。だがこうした分析家の苦しみのなかにこそ、自閉症の子どもたちとの関係性が変化する可能性が現れると著者は説く。このとき、分析家の情動に安全な仕方で触れさせることが重要となる。情動は「自律した「生者」の存在を、そして彼らの心的生とは明確に異なる心的生、すなわち彼らにとって同化しえず、受け入れられないものの存在を証明している」（本書一一〇頁）からだ。

第4章で登場するのは、エクトルである。

エクトルは対の人形を使って遊ぶ。彼は当初、テレビで聞いた言葉を復唱する以外話すこともなく、行動も落ち着きのないものだった。ジュベールと視線を直接交わすことは全くなく、ミニカーを並べる繰り返しの遊びに際限なく没頭し、ドアノブやスイッチをじっと見つめる。彼ははじめのうち、治療グループの監督下におかれ、週に二回専門発音矯正士に見てもらっていた。しかし強烈な攻撃性によって、エクトルはこの治療に耐えるのにも苦心するようになる。看護者の胸や臀部に噛みつこうとするのだ。それから数ヶ月後には、精神療法が週に一度の割合で始まったが、発音矯正士による監督が続いていた。彼とのセッションは三歳から十一歳まで続いた。

エクトルは、母親によって生後一ヶ月の彼の一人目の弟とともに分析家のところにやって来た。面談中、弟に授乳するために母親はブラウスのホックを外した。エクトルはその光景に釘付けになると同時に、チューブ糊をつかんで、キャップをしゃぶり始めた。こうした口唇性に対する備給によって彼の好奇心が下支えされることで、ゆっくりではあるが彼は、一定の治療経過を辿ることになる。セッションのなかで彼の描くデッサンとその切り抜きは、一人目に続き二人目の弟を妊娠した母親への同一化を通して、少しずつ統一された身体についてのイメージを構成していく。同時に彼は、分析家とのゲームを通してナルシシズムの構造化をはじめる。ドミノのゲームに伴う葛藤が、自閉症にありがちな殻に閉じこもることから抜け出る契機となる。ゲームの勝ち負けへの分析家の介入は、逆転移という作業に基づいている。だからこそこのゲームは細心の注意を払って進められなければならない。分析家は子どものナルシシズムにとって何が許容されうるのかについて、注意深く観察する。エクトルはゲームを通して、次第に自身の欲動性を改めて方向づけることができるようになる。以来エクトルは、自己感覚沈潜へと引きこもることの誘惑に立ち向かうことができるようになる。

　ジュヌヴィエーヴ・アーグはビュランジェが、子宮基質の緊張した筋肉壁と胎児のあいだにある、背中を介した相互作用について提唱したことを承けて、背中が基本的な安心感についての原初的要因をもたらすことを指摘した。この地《じ》からこそ、無意識的なボディ・イメージが構成される。胎児の背中の感覚から自我‐身体を構成することは、授乳中の視線のやり取りにも結びつく。この視線のやり取りは、母親の頭部の底にぶつかっては子どもに送り返される。そして最初の包みが形成され、付着性の伸長する様態に従ってこれが広がっていく。難点とは、自閉症の傾向がある一部の子どもは、この問題を解くことができず、具体的なもののなかに代わりの包みを探し求めることだ。エクトルはこの発達モデルを一歩一歩確立していったようである。

　第5章には、エクトルによるお腹に赤ちゃんを宿した人型のデッサンとそのくり抜きから、著者が連想した内容が記されている。

　最初に登場するのはダリの絵画である。一九四三年に描かれた《家具栄養物の離乳》のなかでは、砂浜に座った女性が背中をこちらに向けている。項垂れ、支柱に支えられている女性の身体から、引き出しのついた背の低い家具がくり抜かれている。この家具からさらに、哺乳瓶のようなものがくり抜かれる。これはダリの意識に現れた陽性幻覚と、陰画《ネガ》となって現れない陰性幻覚との関係性のようである。またこの光景は、エクトルによるデッサンの切り抜きを分析家に思い起こさせる。つまりエクトルは、知覚されたものの否定を経てこそ何かが出現するということを教えてくれる。

次いで分析家は、シャンタル・ルシャルティエ＝アトランがある講演のなかで、ヘンリー・ムーアの彫像について言及していたことを思い起こす。その彫像の、丸くくり抜かれた空っぽの腹部は、視線を無限へと吸い込む。しかし彼女の講演の翌日、『リベラシオン』紙に、彫刻家メフメト・アクソイのインタビュー記事が掲載されているのを見てから、ジュベールは、ムーアでもアクソイの彫像でもなく、「プロイセンの前開きの乙女像」のことを考えるようになる。アクソイは、腹部を十字架の形にくり抜かれた乙女マリアの像で知られている。「プロイセンの前開きの乙女像」は、ムーアとアクソイのそれとは正反対の表象をジュベールに与える。すなわち、統御されることなく増殖していくような腹部の充満である。なぜアクソイの像の腹部の空虚が、こうしたマリアの腹部の充溢を連想させるのか。

アクソイによる像の腹部にある虚空が形づくる十文字こそが、ジュベールのなかに、ムーアの彫像の大洋的な虚空ではなく、過剰に充溢した乙女像を呼び起こす。ここで再びジュベールは、アクソイの像の十字架という象徴によって歪曲される。虚空と充溢というトポロジー的な差異は、「有意味な」くり抜きを経由し、「無意味な」くり抜き、すなわちムーアの像へと戻ってくる。しかしなぜムーアの作品は、このような複雑な迂回を彼に強いるのか。それはこれが、情動と抑圧とを働かせるからだ。ルシャルティエ＝アトランはある症例から、ムーア作品の切り抜かれた形態が不安を掻きたてると説明する。穴は、不安にさせる吸い込みを作りだすと同時に、しがみついたり安心したりするための縁を物質化する。かくして不安を掻き立てる腹部の穴は、起源への回帰ではなく、世界への通路となる。しかしながら、ジュベールは最後にもう一度自閉症者たちの付着性に回帰する。なぜなら、彼らが困難を感じる他者との同一化のメカニズムとは、「世界についての知覚の連続から何かを切り離し、自らのものにしうることを前提としている」（本書一八五頁）からだ。この我有化の運動と対抗する、付着性のメカニズム。本当のところでは、その限界のない連続性を妨げ断ち切る別の欲望など、どこにも存在しない。

*

第1章、第2章、第3章の前半を佐藤が担当し、第3章の後半と、第4章、第5章を吉松が担当し、相互に訳文の検討を行い、全体の統一を図った。佐藤は、ウジェーヌ・ミンコフスキーの現象学的精神病理学研究を中心に、フランスの精神医学と思想の交流史を専門とする。ミンコフスキーは統合失調症における自閉について、豊かな自閉と貧しい自閉があることを論じている。こうした背景があり、編集者である井上裕美さんから、本書の翻訳についてのお声がかかった。したがって本書の翻訳を導いたのは、井上さんである。彼女の感度、行動力、柔らかさ、すべてに感謝する。また、ガリマール社および著者に訳者解題の掲載許可をいただく過程で、立命館大学の元同僚で現在東北大学に所属しているクロエ・ベレックさんと、フランスで児童精神科医として働いている彼女のお母さまに、大いに助けていただいた。コロナ禍でありかつ多忙な時期であるにもかかわらず迅速に対応していただき、交渉をスムーズに進めることができた。お二人のご厚意にこの場を借りて深謝申し上げたい。吉松は、ジャック・デリダにおける生と死について、フロイトを参照しながら研究を行っている。当初は佐藤が単独で翻訳する予定であったが、時間的制約があったため、夫である吉松に共訳を依頼したところ、引き受けてくれた。自身の博士論文の出版や他の翻訳、家事と育児を抱えるなかで共訳を引き受けてくれた夫の献身がなければ、この翻訳の出版は叶わなかった。毎日温かい食事を私と息子に用意してくれる夫に心から感謝する。また、本書の翻訳が決まった二〇一九年の初夏、お腹のなかにいた息子は現在、一歳半を迎えた。息子は本書に登場する新生児や乳児たちの描写に関し、多くのことを教えてくれた。息子と過ごすことではじめて理解できた内容も本書には多くある。息子にも感謝する。本書が読まれることで今後、哲学や思想の分野および社会一般において、自閉症をめぐる議論がさらに深まることを願う。

訳者を代表して　佐藤　愛

二〇二一年五月

訳　遊ぶことと現実』橋本雅雄、大矢泰士訳、岩崎学術出版社、2015年〕
D. W. Winnicott, « Clivages des éléments masculins et féminins chez l'homme et chez la femme » (1966), *Nouvelle revue de psychanalyse* n° 7, *Bisexualité et différence des sexes*, 1973.
L. Wolfson, *Le schizo et les langues*, Gallimard, « Connaissance de l'inconscient », 1971.

R. Roussillon, *Formes primaires de la symbolisation*, Dunod, « Inconscient et culture », 2014.

R. Roussillon, « Quelques préalables épistémologiques du dialogue psychanalyse/psychologie du développement », *Le bébé en psychanalyse*, PUF, « Monographies et débats de psychanalyse », 2014.

B. Rosenberg, *Masochisme mortifère et masochisme gardien de la vie*, PUF, « Monographies de la Revue française de psychanalyse », 1995.

B. Rosenberg, *Le moi et son angoisse*, tome I, PUF, « Monographies de la Revue française de psychanalyse », 1997.

P. Sadoun, *Autisme: dire l'indicible*, L'Harmattan, 2016.

M.-A. Sechehaye, *La Réalisation symbolique* (*Nouvelle méthode de psychothérapie appliquée à un cas de schizophrénie*), supplément à la *Revue suisse de psychologie et psychologie appliquée*, n° 12, Berne, Éditions médicales Hans Huber, 1947.

D. N. Stern, *Le monde interpersonnel du nourrisson*, PUF, « Le fil Rouge », 1989.〔D. N. スターン『乳児の対人世界　理論編』小此木啓吾・丸田俊彦監訳、神庭靖子・神庭重信訳、岩崎学術出版社、1989年およびD. N. スターン『乳児の対人世界　臨床編』小此木啓吾、丸田俊彦監訳、神庭靖子、神庭重信訳、岩崎学術出版社、1991年〕

R. A. Spitz, *De la naissance à la parole. La première année de l'enfant* (1965), PUF, 1968.

D. Tammet, *Embrasser le ciel*, Les arènes, 2009.〔ダニエル・タメット『天才が語る――サヴァン、アスペルガー、共感覚の世界』古屋美登里訳、講談社、2011年〕

R. Thom, *Prédire n'est pas expliquer*, Flammarion, « Champs », 1993.

C. Trevarthen, « La socialité joyeuse du nouveau-né telle qu'on l'observe et ce qu'elle enseigne », *Le bébé en psychanalyse*, PUF, « Monographies et débats de psychanalyse », 2014.

F. Tustin, *Le trou noir de la psyché. Les barrières autistiques chez les névrosés*, Le Seuil, 1989.

B. Virole, *Éloge de la pensée autiste*, www.benoitvirole.com, 2012.

D. W. Winnicott, *Jeu et réalité* (1971), Gallimard, 1975.〔D. W. ウィニコット『改

出浩之、川津芳照、鈴木国文、笠原嘉訳、岩波書店、1987年〕

J. Lacan, « D'une question préliminaire à tout traitement possible de la psychose », *Écrits*, Le Seuil, 1966.〔ジャック・ラカン「精神病のあらゆる可能な治療に対する前提的な問題について」『エクリⅡ』佐々木孝次、三好暁光、早水洋太郎訳、弘文堂、1977年〕

J. Lacan, « Introduction critique à l'étude de l'hallucination », *Scilicet* 1, Le Seuil, 1968.

J. Laplanche, J.-B. Pontalis, *Vocabulaire de la psychanalyse*, PUF, 1967.〔ジャン・ラプランシュ、J.-B. ポンタリス『精神分析用語辞典』村上仁監訳、みすず書房、1977年〕

C. Lechartier-Atlan, « Mon plus vieux souvenir », *Revue française de psychanalyse*, 75, 5, PUF, 2011.

D. Meltzer, « La psychologie des états autistiques et de l'état mental post-autistique », *Explorations dans le monde de l'autisme* (1975), Payot, 1980.〔ドナルド・メルツァー他『自閉症世界の探究——精神分析的研究』平井正三監訳、金剛出版、2014年〕

P. Merot, « *Dieu la mère* ». *Trace du maternel dans le religieux*, PUF, « Le fil rouge », 2014.

P.-Y. Oudeyer, *Aux sources de la parole*, Odile Jacob, 2013.

B. Penot, *Figures du déni. En deçà du négatif*, Dunod, 1989.

B. Penot, « Ladite "pulsion de mort"? Une force indispensable à la vie subjective », *Revue française de psychanalyse*, 70, 3, PUF, 2006.

G. Perec, *Espèces d'espaces*, Galilée, 1974.〔ジョルジュ・ペレック『さまざまな空間』塩塚秀一郎訳、水声社、2003年〕

P.-C. Racamier, « De l'objet-non objet », *Nouvelle revue de psychanalyse* n° 21, *La passion*, Gallimard, 1980.

P.-C. Racamier, *Antoedipe et ses destins* (1989), Éditions du Collège de psychanalyse groupale et familiale, 2003.

D. Ribas, « Formes de l'identification primaire à la mère », *Identifications*, PUF, « Monographies et débats de psychanalyse », 2002.

D. Ribas, « Chroniques de l'intrication et de la désintrication pulsionnelle », *Revue française de psychanalyse*, 66, 5, PUF, 2002.

Revue française de psychanalyse, 63, 1, PUF, 1999.

A. Green, *La clinique psychanalytique contemporaine*, Les Éditions d'Ithaque, 2012.

G. Haag, « La psychanalyse des enfants psychotiques », *Journal de la psychanalyse de l'enfant* n° 5, Bayard, 1988.

G. Haag, « Contribution à la compréhension des identifications en jeu dans le moi corporel », *Journal de la psychanalyse de l'enfant* n° 20, Bayard, 1997.

G. Haag, « Imitation et identification chez les enfants autistes », *Imitation, identification chez l'enfant autiste*, Bayard, « Païdos », 1992.

J. Hochmann, « L'attaque de la pensée créative dans l'autisme infantile », *Revue française de psychanalyse*, 78, 2, PUF, 2014.

M. Joubert, « Temporalité et autisme. De l'immuabilité comme modalité défensive », *Journal de la psychanalyse de l'enfant* n° 46, 2, PUF, 2003.

M. Joubert, *L'enfant autiste et le psychanalyste. Essai sur le contretransfert dans le traitement des enfants autistes*, PUF, « Le fil rouge », 2009.

M. Joubert, « "T'as dé pa bo zafères". De l'opposition à la pensée, construire la négation », *Revue française de psychanalyse*, 57, 2, PUF, 2011.

M. Joubert, « Thérapie psychanalytique individuelle dans un dispositif de secteur », *in* J. Sarfaty (sous la direction de) *Autisme et secteur de psychiatrie infanto-juvénile. Évolution des pratiques*, PUF, « Le fil rouge », 2012.

M. Joubert, « Une odeur de femme », *Revue française de psychanalyse*, 80, 4, PUF, 2016.

L. Kahn, *L'écoute de l'analyste. De l'acte à la forme*, PUF, « Le fil rouge », 2012.

S. Kirk, H. Kutchins, *Aimez-vous le DSM? Le triomphe de la psychiatrie américaine* (1992), Les Empêcheurs de penser en rond, 1998.

A. Konicheckis, J. Vamos, « Être en mouvement. Les fonctions psychiques du mouvement éclairées par les enfants de l'institut Pikler-Lóczy », *Le bébé en psychanalyse*, PUF, « Monographies et débats de psychanalyse », 2014.

J. Lacan, *Les psychoses* (1955-1956), *Le Séminaire*, livre III, Le Seuil, 1975. 〔ジャック・ラカン『精神病（上・下）』ジャック＝アラン・ミレール編集、小

ロイト「快原理の彼岸」須藤訓任訳『フロイト全集17　1919-1922年』岩波書店、2006年〕
S. Freud, « Psychologie des masses et analyse du moi »（1921）, *OCP* XVI, PUF, 2003.〔フロイト「集団心理学と自我分析」藤野寛訳『フロイト全集17　1919-1922年』岩波書店、2006年〕
S. Freud, « Le moi et le ça »（1923）, *OCP* XVI, PUF, 2003.〔フロイト「自我とエス」道籏泰三訳『フロイト全集18　1922-1924年』岩波書店、2007年〕
S. Freud, « Le problème économique du masochisme »（1924）, *OCP* XVII, PUF, 1992.〔フロイト「マゾヒズムの経済論的問題」本間直樹訳『フロイト全集18　1922-1924年』岩波書店、2007年〕
S. Freud, « La perte de la réalité dans la névrose et la psychose »（1924）, *OCP* XVII, PUF, 1992.〔フロイト「神経症および精神病における現実喪失」本間直樹訳『フロイト全集18　1922-1924年』岩波書店、2007年〕
S. Freud, « La négation »（1925）, *OCP* XVII, PUF, 1992.〔フロイト「否定」石田雄一訳『フロイト全集19　1925-1928年』岩波書店、2010年〕
S. Freud, « Résultats, idées, problèmes »（note du 12 juillet 1938）, *OCP* XX, PUF, 2010.〔フロイト「成果、着想、問題」高田珠樹訳『フロイト全集22　1938年』岩波書店、2007年〕
J.-L. Gaillemin, *Dalí. Le Grand Paranoïaque*, Gallimard, « Découvertes », 2004.
H. George, *Leçon de sculpture. Guide d'observation*, Phaidon, 2014.
T. Gineste, *Victor de l'Aveyron. Dernier enfant sauvage, premier enfant fou*（1981）, Hachette, 2011.
B. Golse, « Transmission, identité et ontogenèse psychique du bébé. Une histoire à double sens », *Revue française de psychanalyse*, 78, 2, PUF, 2014.
B. Golse, « Des sens au sens: la place de la sensorialité. Éprouver, percevoir, construire », *Revue française de psychanalyse*, 80, 4, PUF, 2016.
T. Grandin, *Ma vie d'autiste*（1986）, Odile Jacob, 1994.〔テンプル・グランディン『我、自閉症に生まれて』カニングハム久子訳、学習研究社、1994年〕
A. Green, « Le narcissisme primaire, structure ou état »（1966）, *Narcissisme de vie, narcissisme de mort*, Les Éditions de Minuit, 1983.
A. Green, *Le travail du négatif*, Les Éditions de Minuit, 1993.
A. Green, « Sur la discrimination et l'indiscrimination affectreprésentation »,

A. Bullinger, *Le développement sensori-moteur de l'enfant et ses avatars*, Érès, 2012.
J. Clottes, D. Lewis-Williams, *Les chamanes de la préhistoire. Transe et magie dans les grottes ornées*, Le Seuil, 1996.
L. Danon-Boileau, « La pêche à la symbolisation », *L'inconscient freudien*, PUF, « Monographies et débats de psychanalyse », 2010.
J.-L. Donnet, *Surmoi* I, *Le concept freudien et la règle fondamentale*, PUF, « Monographies de la Revue française de psychanalyse », 1995.
J.-L. Donnet, *L'humour et la honte*, PUF, « Le fil rouge », 2009.
S. Freud, *Lettres à Fliess* 1897-1904, PUF, 2006.〔フロイト「心理学草案」総田純次訳『フロイト全集3　1895-1899年』岩波書店、2010年および『フロイトフリースへの手紙　1887-1904』、ジェフリー・ムセイエフ・マッソン編、河田晃訳、誠信書房、2001年〕
S. Freud, « Formulations sur les deux principes de l'advenir psychique » (1911), *OCP* XI, PUF, 1998.〔フロイト「心的生起の二原理に関する定式」高田珠樹訳『フロイト全集11　1910-1911年』岩波書店、2009年〕
S. Freud, « Pour introduire le narcissisme » (1914), *OCP* XII, PUF, 2005.〔フロイト「ナルシシズムの導入にむけて」立木康介訳『フロイト全集13　1913-1914年』岩波書店、2010年〕
S. Freud, « À partir de l'histoire d'une névrose infantile » (1918), *OCP* XIII, PUF, 1988.〔フロイト「ある幼児期神経症の病歴より「狼男」」須藤訓任訳『フロイト全集14　1914-1915年』岩波書店、2010年〕
S. Freud, « Complément métapsychologique à la doctrine du rêve » (1915), *OCP* XIII, PUF, 1988.〔フロイト「夢学説へのメタサイコロジー的補遺」新宮一成訳『フロイト全集14　1914-1915年』岩波書店、2010年〕
S. Freud, « Deuil et mélancolie » (1915), *OCP* XIII, PUF, 1988.〔フロイト「喪とメランコリー」伊藤正博訳『フロイト全集14　1914-1915年』岩波書店、2010年〕
S. Freud, « Un enfant est battu » (1919), *OCP* XV, PUF, 2002.〔フロイト「子どもがぶたれる」三谷研爾訳『フロイト全集16　1916-1919年』岩波書店、2010年〕
S. Freud, « Au-delà du principe de plaisir » (1920), *OCP* XV, PUF, 2002.〔フ

文 献

C. Athanassiou « La constitution et l'évolution des premières identifications », *Revue française de psychanalyse*, 46, 6, PUF, 1982.

P. Aulagnier, « Remarques sur le masochisme primaire » (1968) in P. Aulagnier (sous la direction de), *Sigmund Freud*, L'Arc (collectif) et Inculte éditions, 2008.

P. Aulagnier, *La violence de l'interprétation*, PUF, « Le fil rouge », 1975.

P. Aulagnier, « Condamné à investir », *Nouvelle revue de psychanalyse* n° 25, *Le trouble de penser*, Gallimard, 1982.

E. Bick, « L'observation du bébé, points de vue psychanalytiques » (1964), *Journal de la psychanalyse de l'enfant* n° 12, Bayard, 1992.

E. Bick, « Notes sur l'observation des bébés dans la formation des psychanalystes » (1964), *Le bébé en psychanalyse*, PUF, « Monographies et débats de psychanalyse », 2014.

E. Bick, « Considérations ultérieures sur la fonction de la peau dans les relations d'objet précoces » (1986), *Les écrits de Martha Harris et Esther Bick*, Éditions du Hublot, collection « Tavistock Clinic », 1986.〔エスター・ビック「早期対象関係における皮膚の体験」古賀康彦訳『メラニー・クライン トゥデイ２――思索と人格病理』松木邦裕監訳、岩崎学術出版社、1993年〕

O. Bonnard, « Identifications », *Libres cahiers pour la psychanalyse* n° 24, *Grandeur et solitude du moi*, In Press, automne 2011.

C. et S. Botella, *La figurabilité*, Lausanne, Delachaux et Niestlé, 2001.

S. Botella, « La mémoire du rêve », *Revue française de psychanalyse*, 77, 1, PUF, 2013.

M. Boubly, M. Despinoy, « Développement psychique du bébé. Des sensations aux représentations », *Le bébé en psychanalyse*, PUF, « Monographies et débats de psychanalyse », 2014.

著者略歴

マルタン・ジュベール（Martin JOUBERT）

1957年生。精神分析家、児童精神科医として自閉症の子どもたちに対する精神分析的心理療法を発展させた。本書の他に著書として *L'enfant autiste et le psychanalyste,* Le Fil rouge, PUF, 2009がある。

訳者略歴

佐藤愛（さとう・あい）

1983年生。立命館大学言語教育センター嘱託講師。博士（文学、筑波大学）。専門はフランス思想と精神医学史。分担執筆に『フェミニスト現象学入門：経験から「普通」を問い直す』（担当箇所「外見を気にしてはいけないのか？――ボディ・イメージと雰囲気のフェミニスト現象学」、ナカニシヤ出版、2020年）。主な論文に「ウジェーヌ・ミンコフスキーの tonalité ――アンリ、ハイデガーを手がかりに」（『ミシェル・アンリ研究』第9号、2019年）、「規範とそのファントム――身体図式から考察する摂食障害の身体」（『Fashion Talks …』、第６号、2017年）ほか。

吉松覚（よしまつ・さとる）

1987年生。日本学術振興会特別研究員 RPD（思想史）。博士（人間・環境学、京都大学）専門はフランス現代哲学。著書に『生の力を別の仕方で思考すること――ジャック・デリダにおける生死の問題』（法政大学出版局、2021年）。訳書にマーティン・ヘグルンド『ラディカル無神論――デリダと生の時間』（共訳、法政大学出版局、2017年）、カトリーヌ・マラブー『真ん中の部屋――ヘーゲルから脳科学まで』（共訳、月曜社、2021年）。

ISBN 978-4-409-34056-1 C1011

自閉症者たちは何を考えているのか？

二〇二一年 一〇月二〇日 初版第一刷印刷
二〇二一年 一〇月三〇日 初版第一刷発行

著 者 マルタン・ジュベール
訳 者 佐藤愛 吉松覚
発行者 渡辺博史
発行所 人文書院
〒六一二-八四四七
京都市伏見区竹田西内畑町九
電話〇七五（六〇三）一三四四
振替〇一〇〇〇-八-一一〇三
印刷・製本 創栄図書印刷株式会社
装丁 上野かおる